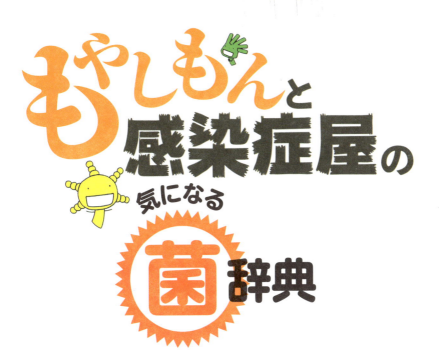

著 岩田健太郎
絵 石川雅之

朝日新聞出版

子どもの時の「将来の夢」は漫画家になることだった。藤子不二雄（当時）の『ドラえもん』が大好きで、ドラえもんもどきのキャラクターをわら半紙に書き、ホチキスで閉じて単行本を自作していたのが小2ぐらいの時だ。

　夢とは実現しないから夢と呼ばれるのだと悟るには、そう時間はかからなかった。漫画家への夢は現実世界の中で急速にフェイドアウトし、夢もない成り行きの人生航路の中で現在の自分がある。

　本書は、僕が診療現場で遭遇したり、トピックにした微生物を解説した本である。

　医学生の中でも微生物学は最も人気がない。大量の微生物を丸暗記する（そして試験の翌日に忘れる）無味乾燥なサブジェクトだと思われているからだ。

　しかし、暗記力が極めて弱い僕が感染症屋であることから容易に察せられるように、微生物学は決して暗記の学問ではない。そこには歴史があり、物語がある。人類との戦いがあり、（お互いの）勃興と挫折がある。微生物の学習はエキサイティングな営為なのだ。

　もはやオタクは悪口ではない。オタクであることは良いことであり、多くの日本人は自分のオタクさを認め、そして肯定している。微生物はオタクなサイドストーリーに満ちている。

　そして、石川雅之先生である。夢は敗れたが、代わりに『もやしもん』が僕の夢を代行してくれた。そのイラストの素晴らしさは、本書の最大の売りである。よって、雑誌連載のままカラーで掲載することは企画会議でも譲らなかった。ぶっちゃけ、本文を読まずに漫画だけ読む読者もいるだろうし、「そういう読み方」でもよいと僕は思う。

　連載母体（「メディカル朝日」）が突如消滅し、本連載も幕を引くことになった。幕を引いたから単行本化の話も出てきたので、創造と消滅は表裏一体の関係にある。世の中には無数の微生物がいて、そのすべてに「物語」がある。だから僕には、許されるなら秋本治先生なみの長期連載だってできる自信はあったが、「まあ、このへんでやめておけ」という誠にまっとうな天の采配があったように感じられる。

　本書出版を可能にしてくださった朝日新聞出版の岡本直里様、石川美香子様、井上和典様、石川雅之先生、そして地上・水中のすべての微生物たちにお礼申し上げます。

岩田健太郎

もくじ

- 08・09　「みなさんこんにちは」描き下ろしマンガ１弾

第1培地

- 12・13　インフルエンザウイルス
- 14・15　黄色ブドウ球菌
- 16・17　アシネトバクター
- 18・19　O157
- 20・21　A群溶連菌
- 22・23　ポリオウイルス
- 24・25　破傷風菌
- 26・27　病原性大腸菌
- 28・29　HIV
- 30・31　B型肝炎ウイルス
- 32・33　結核菌
- 34・35　梅毒トレポネーマ

第2培地

- 38・39　マラリア
- 40・41　クレブシエラ
- 42・43　コレラ
- 44・45　シゲラ（赤痢菌）
- 46・47　アグレゲイティバクター・アクチノミセテムコミタンス
- 48・49　ライム病ボレリア
- 50・51　エドワードシエラ・タルダ
- 52・53　旋尾線虫
- 54・55　クドア
- 56・57　シトロバクター・コセリ
- 58・59　エリザベトキンギア・メニンゴセプティカ
- 60・61　レジオネラ

第 3 培地

ページ	項目
64・65	アスペルギルス
66・67	カンジダ
68・69	クリプトコッカス
70・71	オリエンチア・ツツガムシ
72・73	風疹ウイルス
74・75	ヘリコバクター・ピロリ
76・77	スケドスポリウム
78・79	水痘・帯状疱疹ウイルス
80・81	ヒト・パピローマ・ウイルス
82・83	コクサッキーウイルス（手足口病）
84・85	ペスト菌
86・87	エロコッカス

第 4 培地

ページ	項目
90・91	クロストリジウム・ディフィシル
92・93	ボレリア・ミヤモトイ
94・95	フォンセカエア・ペドロソイ
96・97	エンモンシア・パスツリアナ
98・99	エクセロハイラム・ロストラタム
100・101	バークホルデリア・シュードマレイ
102・103	アルコバクター・ブッツレリ
104・105	マイコバクテリウム・ジェナベンゼ
106・107	百日咳菌
108・109	ボルデテラ・ホルメシー
110・111	緑膿菌
112・113	クロノバクター・サカザキイ

第5培地

- 116・117　ラカジア・ロボイ
- 118・119　エボラウイルス
- 120・121　豚丹毒菌
- 122・123　ブルセラ・カニス
- 124・125　マーズ・コロナウイルス
- 126・127　緑色連鎖球菌
- 128・129　淋菌
- 130・131　髄膜炎菌
- 132・133　ヘリコバクター・シナイディ
- 134・135　フソバクテリウム・ネクロフォーラム
- 136・137　エンテロバクター・アエロジェネス
- 138・139　ロードコッカス・エキ

第6培地

- 142・143　アスペルギルス・レンチュラス
- 144・145　バークホルデリア・セパシア
- 146・147　ロドトルラ・ムチラギノーザ
- 148・149　腐生ブドウ球菌
- 150・151　らい菌
- 152・153　シトロバクター・フロインディ
- 154・155　ジカウイルス
- 156・157　マイコバクテリウム・ヘモフィルム
- 158・159　放線菌
- 160・161　トロフェリマ・ウィッペリ
- 162・163　アスペルギルス・オリゼー
- 164・165　ホモ・サピエンス

- 167　対談
- 176・177　「フィナーレ」描き下ろしマンガ2弾

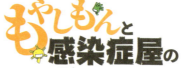

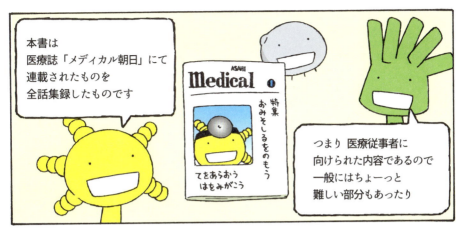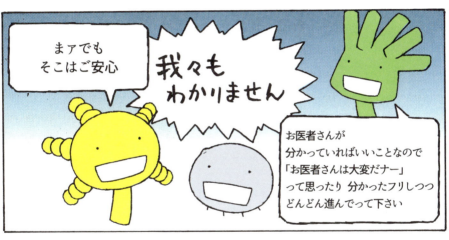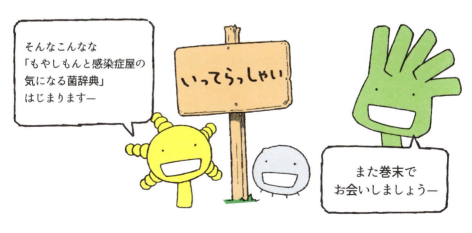

本書は、朝日新聞社ならびに朝日新聞出版発行『メディカル朝日』の連載
(2011年1月号〜2016年11月号)に書き下ろしを加えたものです。

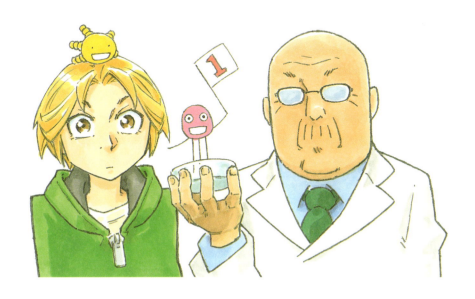

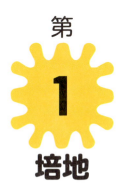

第 1 培地

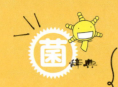

A、B、Cの3タイプ

インフルエンザウイルス
Influenza viruses

Colony. 1-1

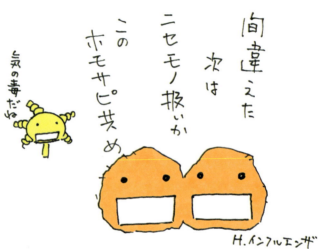

　インフルエンザというのはイタリア語が語源で、英語で「influence」（影響）という意味である。何の影響かというと「天体の影響」とされ、昔の人はインフルエンザが天体の作用や気温（寒さ）で起きる病気だと思っていた。ちなみに、アラブの言葉では「アンファル・アンザ」という。

目下、
A；16×9 ＝ 144

　インフルエンザウイルスは八つの一本鎖RNAを持つRNAウイルスである。エンベロープを持ち、その表面にはヘマグルチニン（H）とノイラミニダーゼ（N）がある。どちらも酵素だ。ヘマグルチニンは細胞への接着を助け、ノイラミニダーゼは逆に宿主細胞から出て行く時に有用である。この両者がインフルエンザウイルスの抗原として認識され、その亜型によって番号が振り当てられる。

　インフルエンザウイルスにはA、B、Cと3タイプあるが、特に人間への病気で問題になるのがAとBだ。特にAは抗

原の大きな変化、「antigenic shift（不連続抗原変異）」があるために、数十年に一度世界的な大流行を起こすことがある。これをパンデミックという。

A型の場合、ヘマグルチニンは15種類、ノイラミニダーゼは9種類で、全部で135種類（15×9）ある、と説明していたが、最近（2005年）、16番目のヘマグルチニンが見つかり、144種類となった。135ってなんとなく覚えにくいが、144って僕的には覚えやすいので（ガンプラ注1世代なので）、説明が楽になった。もちろん、16×9なんてインド人的暗算は僕には不可能である。どうでもいいですけど、どうしてガンプラって1/144みたいな中途半端（に思える）な縮尺なんでしょうね。

窓を開けると
飛び込んでくる？

インフルエンザ菌（桿菌）は細菌であり、インフルエンザの原因と勘違いされたためにこの名がついた注2。学名は *Haemophilus influenzae* であり、アメリカではヘモフィルスとか、エイチフルーなどと臨床現場で呼ぶ。日本だとインフルエンザと紛らわしいので、患者さんへの説明が面倒くさい。誰かもっと良い呼び名を考えてほしい。英語といえば、インフルエンザのことを英語圏では「フルー（flu）」と呼ぶため、インフルエンザワクチンは「flu shot」とか「flu jab」とかいう。

1918年のスペイン風邪はA型インフルエンザH1N1の流行で何千万の人が死亡したといわれる。その時子どもの間で流行った「縄跳び唄」。

I had a little birdie.
His name was Enza.
I opened the window.
And in-flu-enza.

"flu" と "flew" をかけて、"Enza" という名の小鳥が「飛び込んでくる」(in flew Enza) という訳だ。

インフルエンザに関しては診断方法や治療薬、ワクチン、そして合併症（脳症など）について、それぞれ興味深いトピックがあるが、本著のような少ない字数枠でこれらを語ることは難しい。結論だけの「断言調」になってしまうからだ。インフルエンザについて断言してはいけない、と断言しておきたい。ワクチンとかタミフルが効く、効かない、とかいう議論も文脈次第である。本著ではたとえ言い切っちゃってもあまり誰からも怒られない、ささやかな話題を愛しみたい。

注1　「機動戦士ガンダム」のプラモデル。1980年、バンダイから「144分の1ガンダム」が発売され、一大旋風を起こした。
注2　最近話題のヒブワクチンはインフルエンザ菌（*Haemophilus influenzae*）b型感染症の予防ワクチン。

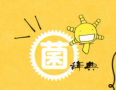

Colony. **1-2**

臨床感染症界の横綱

黄色ブドウ球菌
Staphylococcus aureus

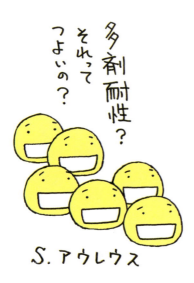

S. アウレウス

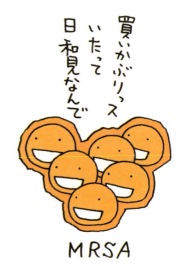

MRSA

　もし、菌の世界に番付表があるとすれば、漫画『もやしもん』の世界なら西の横綱はアスペルギルス・オリゼー、東の横綱はサッカロマイセス・セレビシエというところか[注1]。

　臨床感染症の世界ならば、黄色ブドウ球菌（*Staphylococcus aureus*）こそ横綱級である。対するのはおそらく、A群β溶連菌（*Streptococcus pyogenes*）だと思うが（公式見解でなく、あくまで個人的な見解です）、それは両者の持つ疾患の多様さと患者に与えるインパクトの強さにある。

技のデパート *S.aureus*

　黄色ブドウ球菌は救急医にとって皮膚・軟部組織感染症、例えば蜂窩織炎の原因としておなじみだろう。小児科医にとってはとびひの原因としてなじみ深い。整形外科医にとっては怖い怖い化膿性関節炎や骨髄炎（特に椎体炎）の原因

として恐怖の存在であるし、循環器の先生にはニックキ感染性心内膜炎（IE）の原因として記憶されているだろう。連鎖球菌による古典的亜急性心内膜炎よりアグレッシブで弁をどんどん壊していくイヤらしいIEだ。

黄色ブドウ球菌が多剤耐性化したものをMRSAと呼ぶ（厳密には違うけれど、ここは気にしないでください）。感染管理担当者や透析を行う腎臓内科医はMRSAによるカテ感染によく悩まされていることだろう。ICUで挿管中の患者ではMRSAが結構、重症肺炎の原因になっていて、神戸大学病院ではICUにおける肺炎の2〜3割がMRSAによる。

凶悪犯？冤罪？
MRSAの本性は……

MRSAは冤罪で責められることも多い哀れな存在ともいえる。

尿中から検出されるMRSAの大多数は治療不要の定着菌である。"MRSA腸炎"という疾患概念が提唱されたこともあるが、いまだその概念は確立されておらず、おそらく大多数は「便からMRSAが見つかっただけ」。"MRSA腎症"という疾患概念も近年日本を中心に提唱されているが、報告されている論文を子細に読むと「ほんまかいな」と首をかしげてしまう（こともある）。

いまだにMRSAが鼻から見つかると長期療養施設で受け入れを断られてしまうこともある。「ちがうぅ！ 冤罪ですだ！ MRSAは何もやっていませんだ！」と思わず田舎者口調になる。

最近は院内だけでなく市中でもMRSAが見つかり、これはPVL（白血球破壊毒素）という酵素を持っていて、ときに重症感染症の原因になることもある。MRSAのイメージとしては、普段はおとなしくて誤解されやすいいじめられっ子。いざブチ切れると誰にも止められない凶暴な存在……、というところだろうか。

公衆衛生の先生方にとって、黄色ブドウ球菌は食中毒の原因菌として有名だろう[注2]。そのほか、女性のタンポンにくっついて毒素性ショック症候群の原因になったりする[注3]。小さい子どもでは皮膚がずるむけになるSSSS（staphylococcal scaled skin syndrome）という病気の原因になることもある。

いやいや、黄色ブドウ球菌。あなたは紛れもなく我々の横綱ですよ。

注1　A.オリゼーは酒、味噌、醤油等を醸す黄麹菌。S.セレビシエはパン・酒造り酵母。漫画『もやしもん』中、登場頻度で1、2を争う。

注2　とくに、真夏のお弁当屋さんなどに要注意。

注3　Toxic shock syndrome。若く元気な女性が急に死にそうになるのだからやっかいだ。

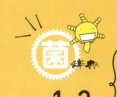

菌辞典 Colony. 1-3

患者にとどめをさす「葬儀屋」

アシネトバクター
Acinetobacter baumannii

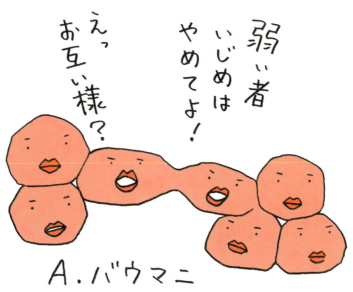

A. バウマニ

「弱い者いじめはやめてよ！」
「えっ、お互い様？」

2010年、「多剤耐性アシネトバクター院内感染！」と各メディアが大きく報道した。大きく報道したわりには、いったい何が問題だったのか分からない。人の噂も七十五日。やがて誰もこの話題に触れなくなった。ほんとにこれでいいの？

アシネトバクター・バウマニ（*Acinetobacter baumannii*）はグラム陰性菌である。グラム陰性菌とは、グラム染色をして赤く見える菌のことである。ちなみに"グラム"とは、この染色法を開発したデンマーク人、ハンス C. J. グラムさんの名前に由来する。明日から全然役に立たないウンチク講座、おしまい。

**殺し屋じゃない。
葬儀屋なんです。**

通常、水まわりに多いグラム陰性菌だが、アシネトバクターはわりと乾いたと

ころにもはびこる。まるでグラム陽性菌[注1]みたいだ。だから「グラム陽性菌のようなグラム陰性菌」というひねくれたあだ名を持っている。"微生物界のマツコ・デラックス[注2]"だとうちの研修医は言うが、僕にはなんの話だかさっぱり分からない。

　アシネトバクターはめったに感染症を起こさない弱っちい菌だが、高齢者や免疫抑制者、腎不全、心不全などがあって感染症に負けやすくなると、肺炎や敗血症などの感染症を起こす。弱い者イジメしかできない、全くイヤラシイ菌である。

　したがって、病院に入院している患者さんでよく病気を起こす。ほとんど元の病気で死にそうになっている弱った患者さんに感染を起こし、最後の「とどめ」をさしてしまうのである。つまり、アシネトバクター感染症で亡くなる患者は、たいていの場合、元の病気で早晩死んでしまう患者である。それが「葬儀屋」と呼ばれるゆえんである。

「アシネトバクター感染症で患者が亡くなった」とメディアが報道すると、いかにもとんでもないことが病院で起きているような印象を与える。違うのだ。早晩亡くなる患者の死を早めるなど、亡くなり方をわずかに変えるだけなのである。メディアの単純化された報道には要注意だ。

簡単に二分できない？

　1990年代からアメリカなど諸外国でアシネトバクターの耐性菌が問題になってきた。昨年、帝京大学病院でみつかったのもこれだ。薬が効かないのだから怖い菌とはいえる。弱い者イジメしかできないから怖くないともいえる。ばい菌は「怖い」「怖くない」と簡単に二分できない。

　日本にある抗菌薬では多剤耐性アシネトバクター感染症には太刀打ちできない。必要な抗菌薬は日本ではなかなか承認されないのである。そろそろ日本の抗菌薬の在り方も抜本的対策が必要である。

　そうそう、バッポンテキタイサクについても詳しい拙著『頭が毒入りリンゴになったわかものと王国の話』(絵・土井由紀子、中外医学社)、絶賛発売中である[注3]。簡単に二分できない感染症の本質を知りたい方、必読だよ。

注1　乾燥に強い黄色ブドウ球菌など、ヒトの周りに常在する菌の多くはグラム陽性菌。
注2　女装巨漢コラムニスト。愛と毒を併せ持つ発言で"規格外"の存在として人気。
注3　『プライマリケア医のための抗菌薬マスター講座』(南江堂)も絶賛発売中！

真っ赤な下痢や腎不全の原因に

O157
Enterohemorrhagic *E.coli*〔O157〕

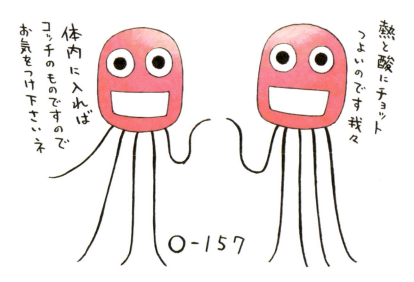

　O157は、日本では「オーイチゴナナ」と呼ぶ。大腸菌（*E. coli*）のうち特殊なO抗原・O157とH抗原・H7を持つものを指す。O抗原は細胞壁にあり、H抗原は鞭毛にある。

　ちなみに（まあ、この本そのものがすべて「ちなみ」みたいなものだが）、O157の"O"とは、ドイツ語の"Ohne（～なしに）"という意味で、莢膜（カプセル）を持たない大腸菌を指す。莢膜を持つ大腸菌はK（Kapsel）と呼称される。

　アメリカではO157：H7（オーワンファイブセブンエイチセブン）と呼ぶが、長くて呼びにくいことこの上ない。シガトキシン（Shiga toxin、日本ではベロ毒素と呼ぶことも多い）をつくる大腸菌、腸管出血性大腸菌全部を指して、イーヘック（enterohemorrhagic *E. coli*；EHEC）と呼ぶことも多い。

　O157は問題である。出血性下痢症の

原因となる。本当に真っ赤な下痢となる。それだけではない。HUS(hemolytic uremic syndrome、溶血性尿毒症症候群)の原因にもなる。腎不全の重要な原因だ。なかなかやっかいな菌である。

おもな感染経路は"食べ物"

感染症法では三類に属し、報告義務もある。肉類、野菜、果物など、いろいろな食べ物を介して感染する。

漫画『もやしもん』では、菌を肉眼で見ることができる主人公、沢木惣右衛門直保（さわきそうえもんただやす）が学内で供された食べ物にO157を見つけて、小さな騒ぎになる（あの漫画では「大きな」騒ぎが起きることはまずない）。「菌が見える」というとてもうらやましい特質を持っている沢木であるが（あの能力があれば僕も名感染症医だよ）、なんで他の大腸菌の中からO157と特定できたのかはいまいち謎である（ドレッシングかな？）。

ちなみに（またか）、『もやしもん』作者の石川雅之さんの地元、大阪府堺市では1996年にこのO157のアウトブレイクが起きて大騒ぎになった[注]。時の厚生省が「カイワレ大根が原因」みたいな情報を流して風評被害が起き、それを取り繕うために当時の厚生大臣、つまり今の首相がテレビでカイワレを美味しそうに頬張ったのだ（今の首相というのは、あ

くまで原稿執筆時点です。もうやりづらいなあ）。

治療法はいまだ未解決領域

O157が起こす出血性の下痢症やHUSをどう治療するかは、今も決着のついていない未解決領域である。本著は、きな臭いトピックにはけっして寄りつかないことにしているので、フル○リンはどうのこうのというコメントは一切しません。あしからず！

注　1996年7月に大阪府堺市で患者数9000人を超える集団感染が発生したが、感染源は特定されず（堺市発表）。

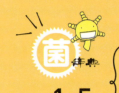

属性をごちゃまぜにした菌名

A群溶連菌
Streptococcus pyogenes

Colony. 1-5

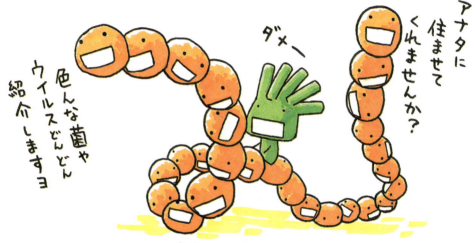

S.ピオゲネス

　個人的には細菌界の西の横綱、A群溶連菌である（14ページ参照）。

　その名前は極めてややこしい。β溶血（血液寒天培地で溶血して透明に見える）なので"β溶連菌"とも呼ばれる。連鎖する球菌なので連鎖球菌である。血清型でA型に分類されるのでA群である。本当の菌名は*Streptococcus pyogenes*という。形態やら化学反応やら、いろいろな属性をごちゃごちゃにして呼称しているのである。まあ、三浦知良[注1]が"カズ"と呼ばれたり"キング"と呼ばれたりするのと同じなので、寛恕していただきたい（って別に僕が謝ることでもないが）。

多様で複雑な臨床像

　A群溶連菌の臨床像は、その呼称よりもさらに複雑である。

よく知られているのは、咽頭の感染症と軟部組織の感染症である。急性咽頭炎はウイルス性か溶連菌が原因のことが多い。Center criteriaというスコアリングで溶連菌による咽頭炎の可能性を計算できる。要するに、子どもに多く、咳が出ず、熱が高くて前頸部リンパ節が腫れ、のどは赤く腫れ上がり、白苔が付いている。こういうのが典型的だ。もっとも、臨床的にコテコテでも実際に溶連菌が原因なのはせいぜい6割程度。身体診察だけでは溶連菌による咽頭炎は診断できず、迅速検査か培養が必要になる。

軟部組織感染症は、膿痂疹、丹毒（皮膚真っ赤）、蜂窩織炎、壊死性筋膜炎（こわい！）、筋炎と多様で、ときに毒素性ショック症候群（toxic shock syndrome；TSS）を伴う。猩紅熱の原因にもなる。分娩後の産褥熱の原因にもなる。アメリカでは、麻酔科医に定着していたA群溶連菌が院内で感染症のアウトブレイクを起こし話題になった[注2]。

A群溶連菌感染後に糸球体腎炎を起こすこともある。リウマチ熱の原因になることもある。リウマチ熱は先進国ではまれだが、途上国ではまだまだ多い。結節性紅斑、舞踏病、心筋炎など多様な症状を起こす複雑な自己免疫疾患である。昔は僧帽弁狭窄症（mitral stenosis；MS）を起こす最大の原因であった。ちなみに"MS"と聞いて何を思いつくかで、その医師の属性が分かることがある。僕が思いつくのは、モビルスーツ[注3]だが。

リウマチ熱を起こすのは咽頭炎に続発する時のみで、軟部組織感染症はリウマチ熱を絶対に起こさない……といわれている。ちなみに、抗菌薬では糸球体腎炎を予防することはできないと考えられている。

ファーストチョイスはペニシリンG

こんだけ多様な臨床像を持つA群溶連菌である。横綱と呼んでも差し支えないことはご理解いただけただろう。幸い、この菌はペニシリンに100％感受性があるので、ファーストチョイスはペニシリンGである。

ちなみにガンダムシリーズで僕が最も好きなのは、ファーストガンダムではなく意外にも"∀"[注4]である。

注1　言わずと知れたプロサッカー選手。2017年1月現在、日本の現役最年長選手。
注2　Paul SM et al：Infect Control Hosp Epidemiol 11（12）：643-646，1990
注3　ガンダムシリーズに登場する、架空の人型ロボット兵器。
注4　ターンエーガンダムの"∀"は、数理論理学で用いる全称記号。

Colony. 1-6

サッカーの名選手との意外な関係

ポリオウイルス
Poliovirus

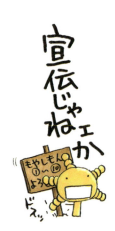
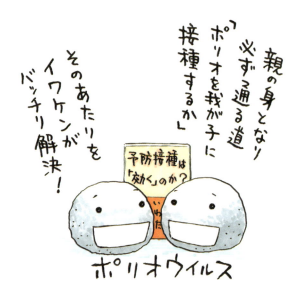

　ポリオ（polio）は、灰白髄炎（poliomyelitis）の略である。日本では急性灰白髄炎とか小児麻痺と呼ばれる。灰白とは灰白質（ラテン語でsubstantia grisea、英語でgray matter）のことである。"Polio"はギリシャ語で「灰色」を意味する"polios"に由来する。ちなみにグレイがなんで「灰白色」なのか意味が分からなかったが、手元の『大辞林』によると「灰白色」とは「白に近い明るい灰色」の意味なんだそうだ。「灰色」と呼べば分かりやすいのに。

　ポリオウイルスはポリオの原因となるRNAウイルスであり、人に病気を起こすウイルスでは最も小さいものの一つである（直径27ナノメートル。ナノはマイクロの1000分の1で、多くの細菌は直径数マイクロメートル。ウイルスは光学顕微鏡では見えないくらい小さい[注1]のですね）。

このウイルスに汚染された水や食物を摂取すると、咽頭や消化管リンパ節内で増殖する。ときには血流感染を起こし、髄膜炎を起こす。さらに脊髄の灰白質に感染し、非対称性の麻痺が起きるのである。

ガリンシャのドリブルは止められないが……

　ポリオに罹患した人物には、第32代アメリカ大統領のフランクリン・D・ルーズベルトがいる。今でもブラジル歴代最高のサッカー選手に挙げられることが多いガリンシャ[注2]もその一人。ガリンシャは麻痺の残る脚で誰にも止められないドリブルを披露した。

　ガリンシャのドリブルは止められないが、ポリオの流行はワクチンが食い止めた。ソークが開発した不活化ワクチンとセービンが開発した経口生ワクチンである。

　日本では1960年に夕張市などでポリオが流行、多くの小児が罹患した。日本には不活化ワクチンがあったのだが、複数回接種を必要とする不活化ワクチンでは追いつかず、その流行は止められない。そのため、古井喜実厚生大臣（当時）は当時としては異例の（今やっても十分に異例だが）生ワクチンの緊急輸入を旧ソ連などから行うことを決断する。生ワクチンのおかげで日本はポリオの流行を抑え込むことができたのである。1980年代には、日本で自然界からポリオに感染する患者はいなくなった。

不活化に切り替えられない「大人の事情」？

　日本を救ったその生ワクチンが、日本で問題になっていた。生ワクチンそのものが灰白髄炎を起こすことがあるためだ。

　流行時は問題にならない「まれ」な副作用だが、自然発症ゼロだと大問題だ。そのため先進国はかつて活躍した生ワクチンから不活化ワクチンに切り替えている。日本はもろもろの「大人の事情」でこれができていない（原稿執筆時）[注3]。「大人の事情」については、拙著『予防接種は「効く」のか？　ワクチン嫌いを考える』（光文社）を読んでね……と、宣伝してこの稿は終わる。

注1　光学顕微鏡では200ナノメートルくらいまでしか見えない。
注2　ガリンシャこと、マヌエル・フランシスコ・ドス・サントス。サッカーブラジル代表の2度のワールドカップ制覇に貢献した伝説のドリブラー。
注3　2012年9月から単独不活化ポリオワクチンが定期接種ワクチンに導入された。11月からは三種混合と単独不活化ポリオワクチンを混合した四種混合ワクチンが導入された。

菌が産生する毒素が危険

Colony. 1-7

破傷風菌
Clostridium tetani

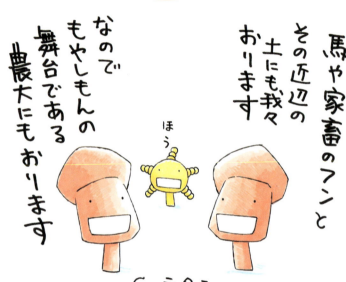

馬や家畜のフンとその近辺の土にも我々おります

なのでもやしもんの舞台である農大にもおります

ほう

C. テタ二

破傷風は感染症であって感染症「らしくない」病気である。つまり、炎症徴候（発熱、発赤、腫脹、疼痛）が原則見られない。原因たる破傷風菌は Clostridium tetani。破傷風を英語でtetanusという。

神経毒で筋収縮しまくり、休みなく体ひきつりまくり

実際には破傷風菌そのものが疾患を起こすのではなく、この菌が産生する毒素が問題となる。土壌にいる嫌気性菌である破傷風菌は、皮膚の傷を介して人体に入る。そこで産生される毒素（テタノスパスミン）は神経毒である。

いかにもスパスム[注1]を起こしそうな名前だが、まさにその通りである。運動神経の軸索を通り、神経筋接合部にて作用する。どう作用するか？

筋収縮に抑制がかからなくなってしまうのである。筋収縮しまくり休みなし、

体ひきつりまくりなのである。顔面はひきつって、こわばったような笑っているような（でも目は笑っていないような）、特徴的な表情になる。背筋は反り返り、ちょっとした音や光の刺激で筋肉はぶるぶるがたがた震え出す。放っておくと呼吸も嚥下もできないまま死に至ることもあり、やっかいな疾患である。

破傷風を一度でも見たら診断はわりと簡単であるが、見たことがないと（比較的珍しいのでそうそうお目にかかる疾患ではないが）、なかなか困難だ。イメージ的に、筋力が急に落ちる疾患は案外と多いが（ギランバレー症候群、ボツリヌス症、重症筋無力症など）、筋収縮が続いてしまう疾患はわりと少ないので（鑑別疾患はストリキニーネ中毒）、そういう観点から診断できる。

自然災害時にも要注意

破傷風は途上国、特に小児によく見られる疾患だが、先進国でも田舎では農作業時にくわや鎌でケガをしたあとに発症することがある。また、今回（2011年3月11日の東日本大震災）のように地震や津波といった自然災害時に土壌に汚染されるような外傷が起きると破傷風を発症しやすい。

破傷風の治療は筋弛緩、人工呼吸管理など全身管理が中心になるが、リソースに乏しい被災地で破傷風が発症した場合はマネジメント上とても大変だ。

基本は予防だが…

というわけで、やはり発症させないのが何よりである。

破傷風トキソイドという予防接種（いわゆるハトキ）と破傷風免疫グロブリンが使用可能だ。日本で破傷風ワクチンを含む三種混合ワクチン（DPT）[注2]が定期接種に導入されたのは1968年である。そのため、多くの高齢者は破傷風に免疫がない。

やっぱ時期的に気分的に、遊びの全然ない原稿になってしまった。石川先生、あとはよろしくお願いします。

注1　spasm。攣縮のこと。
注2　ジフテリア・百日咳との三つの病原菌に対する混合ワクチン。

Colony. 1-8

ユッケ問題で大注目

病原性大腸菌
Enterohemorrhagic *E.coli* 〔O111〕

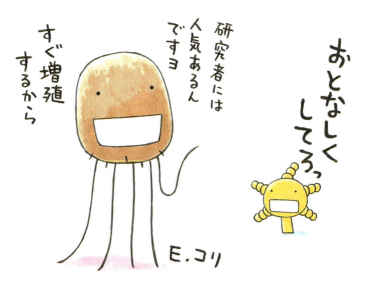

　本当は、一話一微生物を原則としているこの本だが、今回はちょっと例外とさせていただく。すでにO157の話はしたけれど（18ページ）、本稿も病原性大腸菌（enterohemorrhagic *E.coli*；EHEC）の話だ。

焼き肉チェーン店食中毒問題の真因は？

　2011年4月に病原性大腸菌O111が集団食中毒注1を起こし、4人の死者を出した。焼き肉店で食べたユッケが原因とされている。O157でなくても、ベロ毒素注2を作る病原性大腸菌であれば、HUS（hemolytic uremic syndrome、溶血性尿毒症症候群）を起こすことができるのである。

　さて、このユッケ事件でメディアは大騒ぎをしたが、いったい問題の真因はどこにあったのだろうか。社長の土下座騒

ぎですっかり悪者になったのは焼き肉チェーン店である。彼らが悪かったのだろうか。それとも、牛肉を提供した卸売業者が悪かったのか？

大腸菌は、おそらくは屠殺される前の牛に定着していたと思われる。そうすると、牛肉を提供した畜産業者に責があるのだろうか。あるいは監査責任のある保健所や厚生労働省が悪いのだろうか？いや、そもそも高齢者や小児に生肉を食べさせた家族の責任か？　大腸菌そのものの罪？

感染症の世界観に "犯人捜し" はそぐわない

このように、「食中毒」という現象を「誰が悪いのか？」という犯人捜しの文脈で議論すると、話はごちゃごちゃして分かりにくくなる。

感染症は病原体がヒトに入り込んで病気を起こす現象だが、そこに「悪意」は存在しない。ただ「現象」があるだけである。特定の誰かを指して、「あいつが悪い」と糾弾する世界観は、感染症の世界にはそぐわない（と僕は思う）。

「もう、ユッケなんて食べちゃダメだ」というヒステリーも起きているが、そもそも病原性大腸菌はそんなにグルメではなく、「食品」を選ばない。

アメリカでは、ハンバーガーが病原性大腸菌のアウトブレイクを起こしている。「生」のユッケだけではなく、レアやミディアムレアの肉でもダメなのである。

ホウレンソウなどの野菜、ラズベリーのような果物も病原性大腸菌を伝播する。生野菜も、生果物も（？）全面否定しますか？

日本の食の安全は保証済み!?

ユッケ事件で分かったこと。それは、日本の食品は掛け値なしに極めて安全であるという逆説である。アメリカでは毎年、国民の6人に1人が食中毒にかかり、約3000人が死んでいる。日本における食中毒死者数が毎年10人以下なのとは大きな違いだ。

メディアが大きく騒ぐのは、それがまれな事象だからである。毎年3万人以上も自殺しているのに、誰も騒いだりしないのだから。

「メディアが騒ぐ」

日本の食の安全は、ここに十全に保証されているのである。

石川雅之先生、同じネタで絵を描かせてすみません。

注1　富山県砺波市の焼き肉チェーン店でユッケなどを食べた男児が死亡するなどした。死者4人から大腸菌O111が検出された。

注2　シガトキシン（Shiga toxin）のこと（詳細は20ページ参照）。

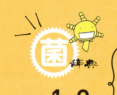

Colony. 1-9

国内発見時は国民がパニックに

HIV
Human immunodeficiency virus

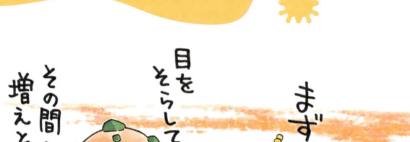

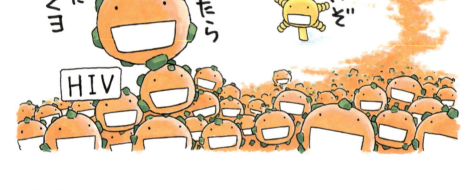

　後天性免疫不全症候群は英語でAcquired Immune Deficiency Syndrome、略してAIDS（エイズ）である。その原因となるのがhuman immunodeficiency virus（ヒト免疫不全ウイルス）、HIV（エイチアイヴィー）である。
　「エイズ」という疾患の存在が確認されたのが1981年[注1]。あれから30年たった（本稿執筆時）のである。よい節目なので、ちょっと振り返ってみたい。

87年の「エイズパニック」を振り返る

　日本においては、当初エイズは血液製剤から感染するケースが多く、特に血友病患者が多かった[注2]。男性同性愛者にも感染が多いことが知られていた。
　87年（昭和62年）1月、神戸市で初めて女性のエイズ患者が発見され、神戸

は「エイズパニック」[注3]に陥る。

　厚生省（当時）のエイズ対策専門家会議の塩川優一委員長（当時）は、「一部の男性同性愛者だけでなく、ごく普通に生活している人たちにも危険が広がる恐れが出てきた」とコメントしている（朝日新聞87年1月18日朝刊より）。

　同日、兵庫県はエイズを法定伝染病に追加するよう申し入れ、1月19日の朝日新聞社説には、「これまで知られたどんな伝染病よりも悪質」「エイズの蔓延をくいとめるには、今のところ国民に恐ろしさを知ってもらう以外に方法はない」とある。

　同19日、横須賀市はエイズ講習会を開いたが、会場は「超満員」「大盛況」となった（朝日新聞同年1月20日朝刊）。24日には神戸市で医療者対象の勉強会が開かれ、こちらも約1000人が参加する盛況となった。兵庫県のエイズ相談は数日で1万人以上となった。

　要するに、専門家も行政担当者も自治体もメディアも医療者も、そして住民達も完全に取り乱しちゃったのである。

誰も騒がないけれど増え続ける感染者

　この87年に朝日新聞で「エイズ」という単語が用いられた記事は549件あった。2009年では212件である。ちなみに、09年の新規HIV感染者は1021人。1987年のデータは手元にないが、88年までの累計感染者数が78人である。

　1990年代から日本におけるHIV感染者の報告数はずっと増え続けている[注4]。年によって微妙な違いはあるが、決定的に感染者が減っているという兆候はない。また、抜本的に減らすような施策はとられていない。うちの外来にもどんどん新規患者が紹介されてくる。

　誰もが騒がない問題こそ、僕らが積極的に取り組むべき問題である。あかん、また笑いのないコラムになった……。

注1　1981年6月、アメリカ・ロサンゼルスにおいて世界で初めてエイズ患者が報告された。

注2　1980年代、おもに血友病患者に対して非加熱製剤を治療に使用したことにより、多数のHIV感染者およびエイズ患者を生み出した。

注3　厚生省（当時）が神戸市在住の29歳の女性を日本初の女性エイズ患者と認定しパニックとなった、いわゆる「神戸事件」。

注4　2010年のHIV感染者の報告数は1075件で前年から54件増え、過去3番目に多い。AIDS患者報告数は469件で、過去最多を更新した。2015年の新規報告数は、HIV感染者が1006件、AIDS患者が428件で、合わせて1434件。2007年以後横ばい状態である。

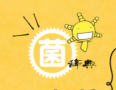

Colony. 1-10

1回感染したら一生もの

B型肝炎ウイルス
Hepatitis B virus

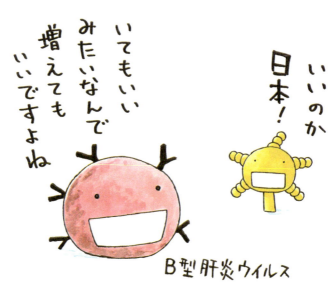

B型肝炎ウイルス

「乙型肝炎」……って名前が示唆するほどおつなものではない。

これはB型肝炎のこと。中国ではA、B、Cが甲、乙、丙なんですね。十二支とか干支というのも中国由来ですもんね。中国ではB型肝炎ウイルス（HBV；hepatitis B virus）のキャリアが1億人以上いるそうな。北京の診療所時代はよく、風俗店に行って急性B型肝炎になった駐在サラリーマンを診療したものだ。

B型肝炎は一生もの……？

B型肝炎は輸血や性行為で感染したり、出産時にキャリアの母から子に感染（垂直感染）したりする。B型肝炎ウイルスは急性肝炎も起こすし、慢性肝炎や肝硬変、肝細胞がんの原因にもなる。無症状のままキャリア化することもある。

以前は急性肝炎後に表面抗体

(HBsAb；hepatitis B surface antibody) ができれば、B型肝炎は「治癒した」と考えられていたが、最近の研究ではそうではないとされている。抗体ができ、血液中にウイルスがいなくても、肝細胞の中にウイルスはじっととどまっている。がんの化学療法を受けたりして免疫が低下すると、「治癒した」と思っていたB型肝炎がぶり返して肝機能が増悪することがある。

「B型肝炎ウイルスは1回感染したら一生もの」と考えたほうがよさそうだ。"Once HBV, always HBV"なのである。

増える水平感染、ジェノタイプA

日本では昔からB型肝炎の感染経路は母から子への垂直感染ばかりを重視し、性行為による水平感染はほとんど無視してきた。しかし近年、水平感染、慢性感染化しやすい外来種のジェノタイプAが国内で増えてきたため、にわかに水平感染のリスクが喧伝され始めた。

B型肝炎の中にもサブタイプがあり、遺伝子によって分類している。それをまたA、B、Cと分類しているから、「B型肝炎のジェノタイプA」という実に分かりにくい表現になる。

でも、日本では水平感染がなかったかというと、そうではないと僕は考えている。例えば、性感染でHIV感染のあった患者のHBV共感染を見ると、確かにジェノタイプAは多いのだが、ジェノタイプC[注1]のキャリアも少なからずいる。彼らが母親から垂直感染され、たまたま偶然、水平感染によってHIVキャリアになったとは少々虫の良すぎる説明じゃなかろうか[注2]。ジェノタイプCでも（頻度は低くても）水平感染、そして慢性化は起きるのだと考えたほうが妥当だろう。

日本のB型肝炎キャリアは100万人以上

感染予防のため、ほとんどの国ではB型肝炎ワクチンを赤ん坊に「全員」接種することを推奨しているが、日本では「水平感染はまれ」という理由で現在（原稿執筆時）も定期接種化はされていない。日本に100万人以上のキャリアがいるといわれているB型肝炎。その撲滅は理論的には可能なのだが、日本は本気でそれには取り組んでいない[注3]。

注1 本来、日本人に多いタイプ。成人してからの感染ではキャリア化することはまれ、と考えられていたが……。
注2 Shibayama T, Masuda G et al：Journal of Medical Virology 76：24-32, 2005
注3 ようやく2016年10月1日から定期接種化されたが、対象となるのは16年4月1日以降に生まれた0歳児で、それ以前に生まれた子どもは任意接種のままである。

Colony. 1-11

世界人口の3分の1が感染している

結核菌
Mycobacterium tuberculosis

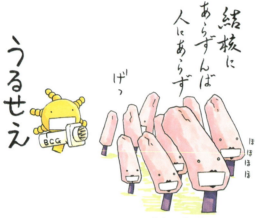

前稿（30ページ「B型肝炎ウイルス」）、「中国でよく急性B型肝炎を診たなあ」という話をしたが、そういえば結核（tuberculosis）もとても多かった。向こうの医者は本当に結核をよく診ていて、僕には正常にしか見えない胸部レントゲン写真とかでも、「これは肺結核だ」と断言する。

「ええ？ 患者に臨床症状はないし、若くて健康で基礎疾患もないし、ただの健康診断で来たんだし、それはないっしょ……」と、しぶしぶ喀痰をとってみると、はい、塗抹陽性。見事な肺結核でした。

興味深いことに、抗結核薬で治療してみると患者はみるみる元気になり、体重も増えてきて、「仕事で疲れてるんだと思ってました。本当はこんなに元気になるんですね」……だそうな。患者が訴えないからといって、症状がないとはかぎらない。

安易な除外診断には要注意！

「人を見たら結核と思え」。僕はよくそ

う研修医に教えるけれど、故ない話ではない。

とにかく結核は症状の幅が広い。あれやこれやの症状を「結核でない」と断定するのは難しい。結核は慢性疾患だから、急性発症なら違うでしょ……ということはない。当たり前だが、すべての慢性疾患も発症直後は「急性期」である。どんなベテランでもベテランになる前は初心者なのと同じだ。市中肺炎と勘違いされていたら、実は結核でした……という例は多い[注1]。また、そのような場合、安易に抗結核作用のあるフルオロキノロンを処方してしまうと診断が2週間あまり遅れてしまうので要注意[注2]。

世界人口のおよそ3分の1は結核菌（*Mycobacterium tuberculosis*）に感染している。件の中国は世界保健機関のデータによれば、2015年の結核発症率（年間人口10万人当たりの新規結核患者数）は67となっている[注3]。「あらあら中国大変ねえ」なんて対岸の火事と思ってはならない。確かに日本の発症率は20前後であるが（これでも先進国では多いほうだ）、地域による格差は大きい。大阪市西成区だと発症率は200以上になる（原稿執筆時）[注4]。これはバングラデシュとほぼ同じ発症率である。

あの"ヴィーナス"も結核だった？

結核に罹患すると体重は減り、貧血で顔は白っぽくなり、熱で頬に赤みがさし、消耗で眼の周りの肉が落ちて大きくつぶらな瞳になり、ぼーっとしていて眼のウルウルとした美人になる。ボッティチェリの「ヴィーナスの誕生」のモデルはシモネッタという人だが、彼女も結核を発症していた。

トーマス・マンの『魔の山』が典型だが、結核には耽美で退廃的で、僕らにとって肯定的なイメージがつきまとう。よって、感染性の高いこの疾患の感染対策は世界的に不十分なままであった。

その一方、同じ抗酸菌でもはるかに感染性の低いらい菌（*Mycobacterium leprae*）は患者の見た目が与えるイメージから長く不要な隔離の対象となってきた（いる）のである。僕らはいつも、見た目にだまされる。

注1 Schlossberg D：Acute tuberculosis：Infect Dis Clin North Am 24：139-146, 2010
注2 Dooley KE, Golub J et al：Empiric treatment of community-acquired pneumonia with fluoroquinolones, and delays in the treatment of tuberculosis：Clin Infect Dis 34：1607-1612, 2002
注3 WHO結核国別統計（2015年）より https://www.who.int/tb/country/data/profiles/en
注4 大阪市保健所：大阪市の結核「平成26年結核発生動向調査年報集計結果」、2015

Colony. 1-12

性病でおなじみ

梅毒トレポネーマ
Treponema pallidum

申し訳ないが君はもやしもん本編には向かないな

かさばる

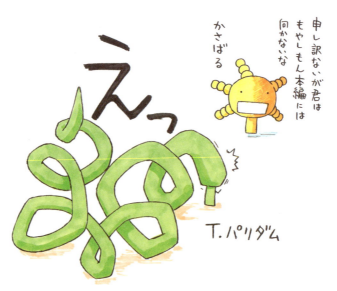

T. パリダム

　梅毒菌（*Treponema pallidum*）にまつわる話は山ほどある。語りたいことも、本当にたくさんある。さて、このスペース内で何を語るべきや。そうだ、黒澤明からいこう。

黒澤映画に見る60年前の梅毒

　黒澤の1949年の作品、「静かなる決闘」。三船敏郎、志村喬といったおなじみの俳優が出演するこの映画だが、梅毒が大きな意味を持っている。

　戦地での手術中、患者の血液が傷口に入り、三船敏郎演じる主人公の医師は梅毒に感染してしまう。戦争中で自らのケアを十分にすることができず、病を「こじらせてしまった」医師はサルバルサン[注1]で治療するも、なかなかワッセルマン反応[注2]が下がらない。自らの身体に梅毒菌があることで苦悩する主人公。許

嫁との婚約を破棄しようと言い出すが、その理由も説明できない。

まあ、21世紀の今、この映画を観ると、主人公のあまりにストイックな態度にちょっぴり「引いてしまう」のは否めない。黒澤映画特有の「熱すぎる」登場人物は、僕個人的にはあまり共感できない（僕が一番好きな黒澤映画は、クールでニヒルな登場人物が多い「用心棒」だ）。ま、それは好みの問題だからいいんだけど。

サルバルサンと秦佐八郎の100年

この映画を観ると、サルバルサンの梅毒治療効果ってあまり高くないんかなあ……と思ってしまう。実際、サルバルサンを使用しても梅毒を再発することは多く、神経梅毒のような重症型には効果は小さかったらしい[注3]。

そのサルバルサンの効果がドイツの学会で発表されたのが1910年、初めてアメリカの学術界に披露されたのがちょうど100年前の1911年である[注3]。あのペニシリンが発見された1928年よりもずっと以前の話であり、これが抗菌薬時代の嚆矢である。

そのサルバルサンをパウル・エールリッヒと協力して開発したのは日本人の秦佐八郎である。僕と同じ島根県の生まれだ[注4]。

残念ながら、サルバルサンはヒ素を含み、毒性が強いために現代医学で用いられることはない。梅毒の治療薬は後発のペニシリンに取って代わられ、こちらは効果の上でも副作用の上でもサルバルサンよりずっと優れている。

しかし、先発がなければ後発は存在し得ない。エールリッヒと秦のおかげで、病原微生物を殺す化学物質が感染症の治癒に寄与することが初めて示されたのである。このエピソードがすべてのエピソードの始まりだったのである。

秦佐八郎は、微生物界の巨人たち……北里柴三郎、志賀潔、野口英世などに比べると知名度が低く、その業績にしてはあまりに報われていないなあ、と感じていた。しかし、最近ようやくWikipediaの日本語版でも秦佐八郎の情報が得られるようになった。あれから100年あまりたった今、もっと評価されてもよいのではないだろうか。

注1　最初の化学療法剤で、梅毒の特効薬といわれた。商標名。
注2　梅毒の血清診断法。
注3　Sepkowitz KA：One hundred years of Salvarsan：N Engl J Med 365（4）：291-293, 2011
注4　益田市「秦佐八郎博士の偉大な人生を紹介」http://www.city.masuda.lg.jp/soshiki/57/780.html、岩田健太郎『サルバルサン戦記』（光文社新書）

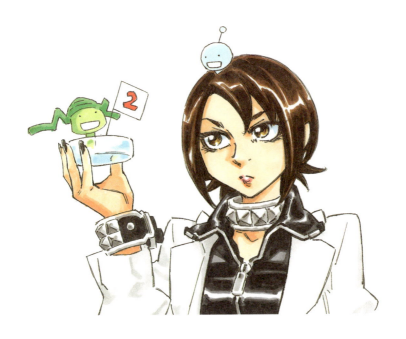

第

培地

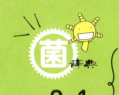

Colony. 2-1

世界三大感染症にランクイン

マラリア
Malaria

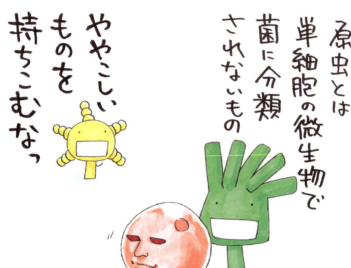

原虫とは単細胞の微生物で菌に分類されないもの

ややこしいものを持ちこむなっ

マラリア原虫

「マラリアなんて、もうどうでもよい病気じゃないの？」なんて思っているあなたは感染症オタクとは呼べません（別に呼ばれなくてもよいけど）。

世界三大感染症は、（僕的なランキングでは）結核、エイズ、マラリアだ。今でも毎年100万人程度の命を世界中で奪っているのは、この三つの感染症なのである。

主人公のマラリア罹患から始まる『沈まぬ太陽』

山崎豊子の小説『沈まぬ太陽』の冒頭で主人公が罹患するのがマラリアだ。ぶるぶるぶるっと悪寒・戦慄が起き、その後高い高い熱が出る。これを数日周期で繰り返すのが典型的（教科書的）なマラリアの発熱。もっとも、ほとんどの患者

では毎日熱が出るのでこのような周期性は見られないんだけど。

ちなみに、山崎豊子は『白い巨塔』で準主人公の里見先生の左遷先を「山陰大学」と設定している。山陰（島根県）出身の僕としては「納得いかんぜ、日本海側なめんじゃねえぞ」と学生時代に毒づいたことを思い出す。まあ、隠岐島は後醍醐天皇とかいろいろ流されてますが。

海外から輸入される「悪い空気」

マラリアは海外の病気と決めつけることはできない。たしかに、日本土着のマラリアは今は存在しないが、日本でも海外からの輸入例が見つかることがある。だいたい、年間40〜100例くらいのマラリアが日本で見つかっている。都道府県レベルの自治体で年間1例くらいということだ。神戸大学病院でも毎年1〜2例くらいのマラリア患者を診る。

ハマダラカが媒介する原虫感染症マラリア。古いイタリア語で「悪い空気」を意味する"mal aria"が語源だが、原虫感染症であることがロナルド・ロスによって看破されたのはわりと最近のことである。ロスはこの発見の功績を受けて1902年にノーベル賞を受賞している。

ちなみに、オーストリアのヤウレッグも27年にノーベル賞を受賞しているが、この功績は梅毒の治療にマラリア感染を用いるというものだった。マラリアに感染すると40℃近い高熱が出る。これが梅毒トレポネーマを殺すので梅毒治療にマラリアが使えまっせ……というわけ。「毒をもって毒を制す」……か。

注目のワクチンはマラリア事情を変え得るか？

ところで、世界三大感染症（結核、エイズ、マラリア）のいずれについても効果的なワクチンが存在しない。結核にはBCGがあるんだけど、その効果は限定的でアメリカなど多くの国ではすでにこのワクチンを用いていない。

マラリア原虫（*Plasmodium* spp.）もターゲットとなる抗原がどんどん変化していくなど賢く生き延びる属性があり、なかなか効力のあるワクチンができなかった。だが最近、小児のマラリアを半分に減らすくらい効果的なワクチンの存在が臨床試験で確認され注目を集めている。将来、このワクチンがアフリカやアジアのマラリア事情を大きく変化させる……かもしれない[注]。

注　First Results of Phase 3 Trial of RTS, S/AS01 Malaria Vaccine in African Children：N Engl J Med 365：1863-1875, 2011

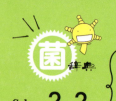

Colony. 2-2

"オフィシャル用語"は「肺炎桿菌」

クレブシエラ
Klebsiella pneumoniae

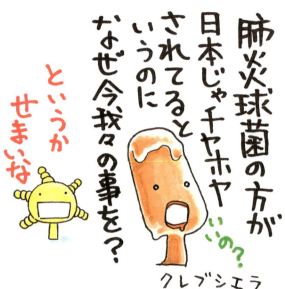

肺炎球菌の方が日本じゃチヤホヤされてるというのになぜ今我々の事を？

というかせまいな

いいの？

クレブシエラ

　Klebsiella pneumoniae は1882年、カール・フリードレンダーが分離した菌である。細菌学者のクレブスさん（Edwin Krebs）から名付けられたという。

学術用語は「肺炎桿菌」だが……？

　日本では「肺炎桿菌」という名称を持っているが、現場でこの呼称を用いることはまずない。通常、「クレブシエラ」と呼称する。なんか、日本では権威ある学術用語が"オフィシャル用語"と銘打たれているのだけれど、現場での利用のされ方と「乖離」がある。

　例えば、真菌のクリプトコッカス（*Cryptococcus*）は学術的に「正しい」のはクリプトコックスであるという。嫌気性菌のバクテロイデス・フラジリス（*B. fragilis*）はバクテロイデス・フラギリスが「正しい」用語だそうだ。僕は「ク

リプトコックス」とも「フラギリス」とも発語したことはないし、そのように言う識者も知らない。

このような「誰も使わないのだけれど、学的に正しいと称される」用語が蔓延しているところに日本の学術界（これは感染症界に限らない）の閉塞性と思考停止が表徴されているように思う。言葉は生き物であり、使っている人の口にこそ「正しさ」が宿っている。そのことに気付かず、耳や口の感覚が鈍磨してしまうと、こういうトンチンカンな「学的正しさ」の希求が起きる。

マイナーながらも臨床的には注目株

それはさておき、クレブシエラ。肺炎の原因として、比較的マイナー、でもそんなに珍しくないよ的な渋めのポジショニングである。腹部感染症も起こせば、尿路感染の原因にもなる。親戚のK. rhinoscleromatisは鼻硬化症（rhinoscleroma）というムチャ、マニアックな病気の原因となる。抗菌薬が遠因となる出血性腸炎をK. oxytocaが起こすことも最近話題になった[注1]。

菌は顕微鏡で見ると大きめのグラム陰性桿菌で、腸内細菌群の一種だ。周りに大きな莢膜が見える。この莢膜の比重が重いため、クレブシエラによる肺炎の喀痰はネチャネチャしていてずっしり重い感じがする。その名の通り、肺炎の原因として有名だが、右上葉に肺化膿症をつくると、重たいクレブシエラの浸潤影で上葉が下に押し出される像が認められることがある（bulging fissure sign）[注2]。

クレブシエラの莢膜にも「型」があるのだが、そのうち「K1」と呼ばれる格闘技か漫才コンテストみたいなタイプが近年注目を集めている。もともとネチャネチャ度の高いクレブシエラであるが、さらにネチャネチャしており、培地で糸を引く。病原性が高くて膿瘍などを起こしやすいという[注3]。

もともと免疫抑制者の感染症の原因として有名だったが、近年では特に院内感染の原因として注目されるようになった。院内感染を起こすということは耐性菌が多いということだ。アメリカではKPC産生菌が問題で、これはカルバペネムをも分解してしまうβラクタマーゼである。臨床的にはクレブシエラ、まさに注目株なのである（この「株」は菌株の株ね）。

注1　Högenauer C, Langner C et al：Klebsiella oxytoca as a causative organism of antibiotic-associated hemorrhagic colitis：N Engl J Med 355：2418-2426, 2006

注2　Marshall GB, Farnquist BA et al：Signs in thoracic imaging：J Thorac Imaging 21：76-90, 2006

注3　Andrea V, Andrea C et al：Appearance of Klebsiella Pneumoniae Liver Abscess Syndrome in Argentina：Open Microbiol J 5：107-113, 2011

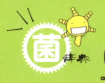

Colony. 2-3

"米のとぎ汁様"の
大量の水様便といえば

コレラ
Vibrio cholerae

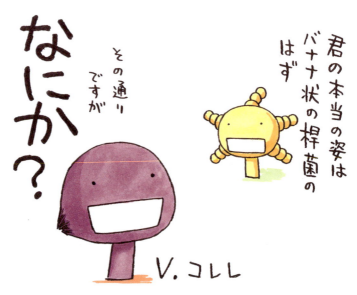

なにか？

その通りですが

君の本当の姿はバナナ状の桿菌のはず

V.コレレ

コレラはコレラ菌（*Vibrio cholerae*）というグラム陰性菌が起こす下痢性の疾患だ。"米のとぎ汁様"といわれる大量の水様便で脱水の原因となる。コレラ菌を便中に初めて見出し記載したのはフィリッポ・パチーニで、*Vibrio cholerae* という命名も実は彼による。ところが、その30年後の1884年に同じ菌を単離したロベルト・コッホに比べるとあまりにも無名だ。悲しいぜ、フィリッポ。

「コレラ」といえば O1 と O139

　コレラ菌の分類は、ややこしい。なんでややこしいのかというと分類の基準が複数あり、それが併用されているからだ。A群溶連菌の時と同じですね（20ページ参照）。

　で、まずは血清型で分けよう。コレラ菌の血清学的分類は鞭毛のH抗原と菌

体のO抗原があるが、Hのほうは無視して（ゴメン）、Oだけに注目する。このO抗原はなんと200種類以上あるが、気にしない、気にしない。臨床的に意義が大きいのは、病原性が強く、流行の原因となるO1とO139[注1]だけだ。なお、古い書物には「O1、非O1」という分類もされているが、後者はおそらくO139のことだったのだろう。今でもこの呼称を使う人もいるから、ああ、ややこしい。

ところが、ややこしさはここで止まらない。O139にも遺伝学的にはいろいろなバリエーションがあるらしいのだが、話がややこしくなるので割愛。で、O1のほうはさらに三つの血清型と二つのバイオタイプに分類される。バイオタイプというのは、ここでは形態や遺伝子的な違いが認められないのに表現型が異なるもの……くらいに捉えてほしい。

O1の三つの血清型とは、Inaba、Ogawa、Hikojimaで、すべて日本人名が付けられている。一応、日本人の名が付いているので紹介したが、臨床的には病原性などに差はないらしく、おまけに、ある血清型から別の血清型に変化するものもあるらしいので、（臨床的には）こういった知識にはウンチクを傾ける以上の意義はない。

さて、バイオタイプは古典型とEl Tor（エルトール）型の二つに分類される。こちらは臨床的には意味があり、後者のほうが軽症になりやすい。

大地震後のハイチでコレラが大流行

さて、2010年1月にハイチで大地震が起き、25万人以上の命が失われた。さらに、その年の10月からコレラの大流行が起きたから泣きっ面に蜂である。50万人以上がコレラに罹患し、1万人近くが亡くなっている。

実はハイチにはもともとコレラ菌は存在しなかった。もともと世界で一番貧しい国で医療リソースも少ない国だが、経験と知識に乏しい疾患が流行したために甚大なる被害を受けた。このコレラ菌はO1で血清型はOgawa、バイオタイプはEl Torであった。おそらくは国外から人の手（あるいは腸）によって運ばれてきたのだと推測されているが、それがどこからかはいまだ（原稿執筆時点で）不明である[注2, 3]。

注1　1992年にO139血清型を有するコレラ菌が出現し、"新型コレラ"として注目された。

注2　Chin CS, Sorenson J et al：The origin of the Haitian Cholera Outbreak Strain：N Engl J Med 364：33-42, 2011

注3　2016年、国連はハイチに十分な措置をとらなかったとして謝罪した。

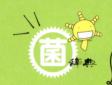

Colony. 2-4

志賀潔が見つけたから

シゲラ（赤痢菌）
Shigella

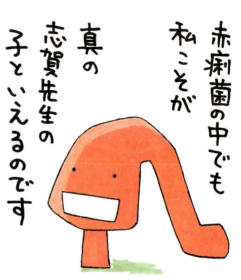

赤痢菌の中でも私こそが真の志賀先生の子といえるのです

シゲラーだね

もやしもん11巻発売中

S.ディセンティリエ

医学界は人名を冠した病名であふれている!?

2011年、アメリカリウマチ学会は「Wegener's granulomatosis（ウェゲナー肉芽腫症）」という疾患名を変更し、今後は「granulomatosis with polyangiitis (Wegener's)（多発血管炎を伴う肉芽腫症）」とすると発表した[注1]。ウェゲナーがかつてナチスに関与していたことが指摘されたため、その名を冠するのをやめたというのである。こういう話は前例があり、Reiter's syndrome（ライター症候群）[注2]も、ライターがナチスのもとで人体実験を行っていたという理由で排除された。

この流れで、人名を冠した病名を取っ払ってしまえ、という意見もあるようで

ある。人の名前をつけた病気って多いんです。リウマチ（結合組織病）とその周辺でも、高安病[注3]とか、チャーグ・ストラウス（Churg-Strauss）症候群[注4]とか……。

でもねえ、ものの名前はネーミングしてからの歴史とかを背負っているわけであり、その名前もコミにした疾患なのである。歌舞伎役者や噺家が襲名披露をきちんとやるのもそのためだ。名前とは、単なる記号ではないのである。こういう原理主義的な態度は僕は好きではない。

だいたい、医学的功績とその人の不祥事は区別して考えるべきで、ナチスに加担しようがしまいが、その人の功績とは別だ。ワーグナーだってハイデガーだってそういう文脈で理解すべきで、ここは徹底的に各論的に議論すべきなのだ。アメリカ人ってナチスとかヒトラーとかアルカイダとかビンラディンと聞くと、急に思考停止に陥る悪い癖がある。

シゲラ属4種にもそれぞれ人名が

で、細菌の名前も人の名を冠したものは多い。前々稿（40ページ）のクレブシエラもそうである。

日本人である志賀潔の名前を冠したのが、シゲラ（*Shigella*）である。これは赤痢の原因菌として有名である。赤痢は渋り腹、粘血便と発熱が特徴の疾患である。「痢」とは「げり、はらくだし」という意味だそうだ[注5]。ちなみに、赤痢といえば一般に「細菌性赤痢」のことを指し、シゲラが原因となる。もう一つ、「アメーバ赤痢」もあるが、こちらは原虫が原因だ。ややこちいですね。

もっとややこちくしますよ。病原性のあるシゲラ属には *S. dysenteriae*、*S. flexneri*、*S. sonnei*、*S. boydii* の4種類がある。

"dysenteriae" は "dysentery" つまり、"赤痢" という病名からつけられた菌名で、日本では志賀赤痢菌とも呼ばれる。"flexneri" はアメリカ人のフレクスナーから、"sonnei" はデンマーク人のソンネから、"boydii" はこれまたアメリカ人のボイドからとった名前である。

ほらね、医学の世界から人名全部取っ払うと、みんな大混乱しますよ。原理主義もたいがいにしましょう。

注1　Falk RJ et al:Ann Rheum Dis 2011 Apr 70 (4) 704
Granulomatosis with polyangiitis (wegener's) :an alternative name for wegener's granulomatosis
注2　「反応性関節炎」（reactive arthritis）が新名称。
注3　大動脈炎症候群。1908年、高安右人が報告。
注4　1951年にChurgとStraussが独立した一つの病気として提唱。
注5　『新漢語林MX』（大修館書店）より。

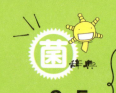

菌辞典

Colony. 2-5

歯周病の原因菌

アグレゲイティバクター・アクチノミセテムコミタンス
Aggregatibacter actinomycetemcomitans

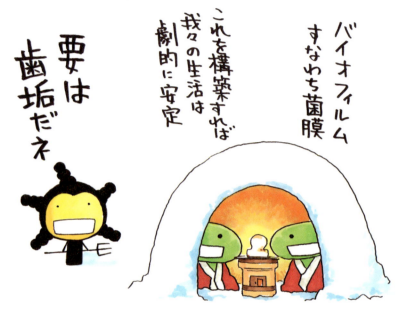

A. アクチノミセテムコミタンス

　*Aggregatibacter actinomycetem-comitans*という菌の話。はい、覚えられませんね。名前聞いただけでぐれちゃいそうである（そういえば、「ぐれる」ってもう死語なんだろうか）。

　感染症というのは面白く、医療のあらゆる領域に関係している。内科、外科、メジャー、マイナー、放射線科に病理診断部、検査部、薬剤部、看護部……と、とにかくいろいろな領域の人たちと一緒に仕事をする。学的領域も広く、分子生物学のようなミクロな領域から、疫学、保健学といったマクロな領域、はては哲学、数理科学といった観念の世界も関係する。好き嫌いなく勉強する幅広い好奇心と腰の軽さ（そして低さ）が必要だ。

歯周病の原因菌として有名なA.a.

もちろん、歯科領域にも感染症は関係する。ただ、歯周病そのものを僕ら感染症屋が治療することはないため、全く不義理・無勉強の状態だった。このたび、山本浩正先生が『歯周抗菌療法』(クインテッセンス出版、2012年3月発売)を上梓されたので、この機会に勉強することにした。いやはや、知らないことばかりだ。

アグレゲイティバクター・アクチノミセテムコミタンス(めんどくさいから、以下、A.a.)は歯周病の原因菌として有名である。以前は*Actinobacillus actinomycetemcomitans*と呼ばれていたが、意地悪な微生物屋さんのせいで改称。分かりにくかった名前がますます分かりにくくなった。

病原性が強いa型、b型
心内膜炎はペニシリンで治療

感染症屋さんの間では、グラム陰性菌なのに心内膜炎の原因となるHACEKグループ[注1]の"A"として知られている。よくみんな、アシネトバクターと間違えちゃうんだよね。口にいる菌だから、心内膜炎の原因になることも得心がいく。マニアックなファンなら三谷幸喜の傑作ドラマ「古畑任三郎」の中で田村正和が連呼していたのをご記憶かもしれない。

歯周(ポケット)にバイオフィルムを形成する細菌についてはSocranskyらがグループ分けしており、とくに病原性の強いものをレッド・コンプレックス[注2]と名付けている。A.a.はこれに属さないのだが、病原性が強いと認識されている。

A.a.は血清型によってa〜e型の五つにさらに分類される。とくにa型、b型が病原性が強く、内毒素、白血球毒性のあるロイコトキシン、細胞膨化致死毒素を持っている。

A.a.が心内膜炎を起こした場合は、ペニシリンに感受性が高いことが多いので、これをもって治療する。しかし、抗菌薬だけが病気を治すわけではない。歯周病の場合、歯周のバイオフィルムそのものを物理的に除去するのが肝腎だ。ポケット内のバイオフィルムが付いた歯石を取り除く手技をSRP (scaling root planing) と呼ぶ。歯周病に対する抗菌薬治療についてはエビデンスに乏しくよく分からないらしい、ということが上掲書を読んで分かった。また自分の無知を少し理解した。

注1 口腔などにいる*H.parainfluenzae*、*H.aphrophilus*、*H.paraphrophilus*、*H.influenzae*、*A.actinomycetemcomitans*、*C.hominis*、*E.corrodens*、*K.kingae*, and *K. denitrificans*の最初の文字から。

注2 *P.gingivalis*、*T.forsythensis*、*T.denticola*

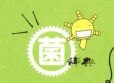

Colony. 2-6

ダニが媒介する人獣共通感染症
ライム病ボレリア
Lyme disease *Borrelia*

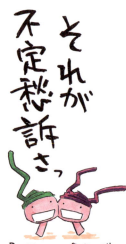

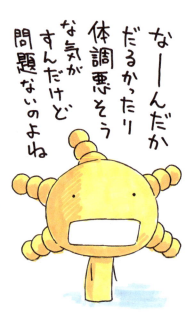

　ライム病（Lyme disease）はスピロヘータ（らせん菌）である*Borrelia*（ボレリア）による感染症。野山に生息するダニ（*Ixodes*属マダニ）が媒介する人獣共通感染症である注1。これは「人にも他の動物にも感染する」という意味で捉えて大きな間違いはない。ライム病は、鹿や野ネズミのような野生動物にも感染するのだ。昔は人畜共通感染症と呼んでいたが、大人の事情で名義変更。僕はもちろん、こういう政治的な名義変更は好まない。

国内の報告最多は
北海道だが……

　名前といえば、ライム病。爽やかなイメージの名前だが、これは単なる地名。1976年にアメリカのコネチカット

州ライムに多発した若年性関節リウマチ様の疾患として報告された[注2]が、後に感染症と判明。アメリカでは夏場に東海岸で見られる感染症として有名になった。もっとも、すでに欧州諸国では20世紀初頭からマダニ刺咬傷に続発する慢性遊走性紅斑（erythema chronicum migrans）、Bannwarth症候群、慢性萎縮性肢端皮膚炎（acrodermatitis chronica atrophicans）などが知られていた[注3]。

欧米では年間数万例の発生があるといわれるが、日本では年間5〜15例程度しか報告がない。特に北海道からの報告が多く、本州では中部山岳地帯に多いとされる[注4]。しかし実際には東北、関東、関西、中国、九州からも報告され[注5]、僕のいる兵庫県でも過去に報告例があった。最近1例発見したので、調べて分かったのよ。北海道で報告が多いのは、発生率もさることながら、「調べているから見つかる」というロジックではないかと思う。もっと探せばいろんな所で見つかると思うけど。

遊走性紅斑はまるで「矢の的」

臨床像はマダニ刺咬傷数日〜数週間で生じる第Ⅰ期（局在期）、数週〜数カ月に生じる第Ⅱ期（播種期）、そして数カ月〜数年に生じる第Ⅲ期（晩期、持続感染）と進行していく。

早期には皮疹、関節症状、神経症状、心症状がメインとなる。第Ⅰ期に見られることが多い遊走性紅斑は長径20cm程度の楕円形で、白、赤、白の「矢の的」のような形が印象的だ。また、発症6カ月を越えると、ときに「慢性ライム病」（chronic Lyme disease）と称されることもある、頭痛、筋骨格系の疼痛、集中力の低下や不眠、感覚障害といった不定愁訴と見なされやすい多彩な症状を呈するのが特徴である。こうなると、この疾患を思いつかないとなかなか診断できない。顔面神経麻痺もライム病によく見られる所見であり、中枢神経に病変を伴うライム病の半数以上に認められる[注6,7]。

ニューヨークにいた時はわりとよく見たけれど、日本で見るとは思わなかった。先入観って危ないですね。

注1　川端眞人：Lyme病：診断と治療 98：1325-1329、2010
注2　Steere AC, Malawista SE et al：Arthritis Rheum 20：7-17, 1977
注3　Steere AC：Borrelia burgdorferi：Churchill Livingstone, 3071-3081, 2010
注4　馬場俊一：ライム病の臨床と保険診療の課題：医学のあゆみ 232：141-143、2010
注5　Hashimoto S, Kawado M et al：J Epidemiol 17（Suppl）：S48-55, 2007
注6　Ackermann R, Hörstrup P et al：Yale J Biol Med 57：485-490, 1984
注7　Pachner AR, Steere AC：Neurology 35：47-53, 1985

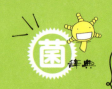

Colony. 2-7

水辺で見つかるから爬虫類も注意

エドワードシエラ・タルダ
Edwardsiella tarda

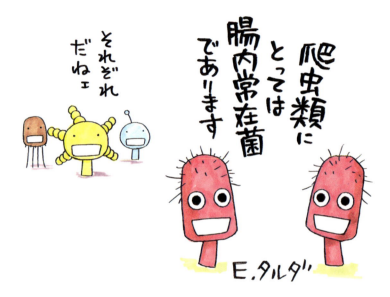

爬虫類にとっては腸内常在菌であります

それぞれだねェ

E.タルダ

　ああ、またこんなヤヤコチイ名前を！たまたま仲間内で話題になったので今回はこの菌を。ええ、お気付きかと思いますが、基本的にこの本は僕の気まぐれから成り立っています。石川雅之先生ごめんなさい。

当初の名前は「細菌1483-59号」!?

　Edwardsiella tarda は腸内細菌群に属するグラム陰性桿菌である。「腸内細菌群」というのは、お腹の中にいる大腸菌などのグループのことで、「グラム陰性桿菌」とは光学顕微鏡で赤く見える、アレである。

　「当然、エドワードさんが発見者でしょ？」……と思いきやそうではなく、ユーイングさんたちが1965年に最初にこの菌名を発表しました[注1]。これは、当時高名だった（今もですか？）細菌学者

のP.R.エドワーズさんの名を冠して名付けられたのだそうな。勉強になりました。

ちなみに、「ランダムハウス英和大辞典」（小学館）によると、"Edward"とは古英語で"rich, happy + guardian（守護者）"の意味だとか。明日から役に立たない情報ばかりですみません。

"tarda"というのはラテン語で「遅い」という意味で、菌の活動性に乏しい（具体的には炭水化物の発酵性に乏しい）からそう名付けられた。

当初は「細菌1483-59号」（マジで）とか、「Asakusaグループ」とか、「Bartholomewグループ」などといろいろな名前で呼ばれていたが、協議の末、エドワーズ大先生にあやかりましょうという話になった……らしい。

ペットの観賞魚や亀からの感染も

E. tarda は水と関係があり、環境中水辺に見つかりやすい。淡水で見つかる、という文献[注2]と淡水・海水両方、という文献があって混乱する。両生類、爬虫類、魚類に定着していることがあり、ときにペットの観賞魚や亀から感染することもある。だから、感染症患者においてはペットについて聞くことはとても大切だ（亀といえばサルモネラも有名です）。あと、火を通していない魚やエビについていることもあり、シーフードを食べた後の感染症として報告されることもある。

ヒトにはめったに病気を起こさないが、ときに腸炎、ときに菌血症、ときに膿瘍、ときに関節炎など、いろいろな感染症を起こすこともある[注3]。抗菌薬への感受性はよく、ペニシリン系などが用いられることが多い。なお、動物にも感染症を起こすらしく、ナマズの気腫性膿瘍とか、ペンギンの慢性腸炎とか、ウナギの肝膿瘍、腎膿瘍なども起こすらしい、マジで。

「ま、めったに感染症を起こさないし、多くの抗菌薬も効果があるから、気にしなくていいんじゃないの？」……と思いきやそうではなく、一度感染症を起こすと結構重症化し、菌血症の死亡率は50％といわれています。

もともと熱帯地方、亜熱帯地方でよく見つかる菌だったが、近年日本でも報告されるようになりました。温暖化のせい？　うーん、そのへんはちょっと憶測入っています。

注1　Ewing WH et al：Int Bull Bacteriol Nomencl Taxon 15：33–38, 1965
注2　Ota T et al：Intern Med 50：1439–1442, 2011
注3　Janda JM, Abbott SL：Clin Infect Dis 17：742–748, 1993

Colony. 2-8

ホタルイカのことが大好き

旋尾線虫
Spiruroid

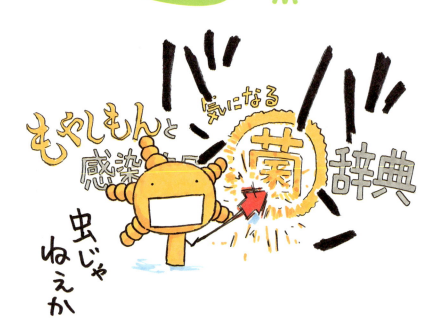

　この原稿を書いているのは5月の下旬。蒸し暑くなってきた初夏のある日、とあるスペイン料理店で夕食をとった。頼んだのはホタルイカのアヒージョ。"アヒージョ"とは別に美女とか熟女の親戚ではなく（なわけない）、海産物などをオリーブオイルとニンニクで揚げ煮込みした、実に美味な料理。アヒージョにホタルイカを使うのは日本オリジナルだと思うけれど、これまた実に合う。

　ホタルイカといえば富山県である。最近は山陰など日本海側のいろいろな地域で漁獲されるそうだが、イメージとしては富山。富山といえば、ます寿司、ブリ、シロエビ、ホタルイカ……。どれも本当に美味ですよ。

　ホタルイカは火を通してアヒージョとか酢味噌で食べても美味しいが、生のま

までも美味しい。しかし、出荷されているホタルイカはたいていいったん冷凍され、その後解凍してから店などに出される。いったいなぜか？　それは寄生虫感染症対策のためである。

type X幼虫といってもロボット漫画にあらず

実は、ホタルイカにほとんど特化した寄生虫がある（厳密にはホタルイカだけじゃないけど）。これを旋尾線虫（「せんびせんちゅう」と読む）という[注1、2]。正確には「旋尾線虫type X幼虫」と呼ぶ。ここでの"X"はローマ数字のX（テン）で、type Xは"タイプ・テン"と呼ぶ。13種類ある旋尾線虫だが、そのうちの10番目が病気を起こしやすいのだ。これを"タイプ・エックス"と、どっかのロボット漫画的な読み方をすると素人扱いされる。

通常、寄生虫は終宿主とか成虫といった生活環が同定されているが、旋尾線虫では幼虫時期とその寄生対象（中間宿主）しか分からない。で、仮称的に旋尾線虫type Xと名付けられているのだ。英語ではspiruroidと呼ぶ。

旋尾線虫は「皮膚幼虫移行症」といって、皮膚をウニョウニョ這い回る病気を起こしたり、腸に寄生して激烈な腹痛や腸閉塞の原因になったりする。急性腹症と間違えられて開腹手術に至ることもあるとか。

加熱または冷凍処理で感染予防

感染予防にはホタルイカの内臓（旋尾線虫の感染部位）を取り除いたり、火を通したり、あるいは前述のように冷凍処理をすればOKである。ただ、あんなに小さなホタルイカの内臓を取ったものを僕は見たことがない。アヒージョは火を通しているので大丈夫。で、生のままで食べる時にはいったん冷凍するのである。

ちなみに、サバなどから感染する有名な寄生虫、アニサキスも冷凍すれば死んでしまう。オランダ人は生魚を食べる希有なヨーロッパ人だ。ニシンを生のまま酢漬けにして頭から食べるのだが、アニサキスのリスクがあるためにいったん冷凍することが義務付けられている。詳しくは拙著『オランダには何故MRSAがいないのか？』[注3]を参照のこと。表紙はもちろん、石川雅之先生だぜ！（宣伝終わり）

注1　「ホタルイカ生食による旋尾線虫幼虫移行症の発生動向、1995〜2003」（感染症情報センターホームページ）http://idsc.nih.go.jp/iasr/25/291/dj2911.html
注2　「旋尾線虫症」（感染症情報センターホームページ）http://idsc.nih.go.jp/idwr/kansen/k01_g1/k01_14/k01_14.html
注3　古谷直子氏との共著。中外医学社、2008。

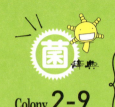

Colony. 2-9

「ヒラメの刺身を食べた」と聞いたら

クドア
Kudoa septempunctata

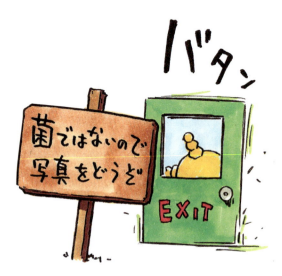

　2012年7月より、牛肝臓の生肉提供が禁止されている。つまり、牛のレバ刺しが食べられなくなってしまった。レバーに入っているとされる腸管出血性大腸菌による感染症が懸念されるからだ。本書が出る頃にはこの味は「幻」の味になっている。

　食肉にしても野菜や魚介類にしても、生食には健康リスクがついて回る。厚生労働省は牛レバ刺しを禁止することで生食のリスク減らしにかかった。しかし、このような原則でどんどん食のオプションを狭めていくと、その先に何が待っているのだろうか。

ヒラメの刺し身で食中毒 その原因とは？

　最近、ヒラメの刺し身を食べた後に下痢や嘔吐などの症状を示す例が報告されるようになった。

　国立医薬品食品衛生研究所の調査によると、08〜10年に報告された生魚が原

因と思われる食中毒事例の多くは、刺し身などのヒラメを食べていた。なぜ、ヒラメの刺し身で食中毒になるのだろう？調査の結果、食中毒の原因としてこれまで知られていなかった病原体が突きとめられたのだった。

その名前がクドア（*Kudoa septempunctata*）。クドアは粘液胞子虫と呼ばれる生物で、クラゲとかサンゴの仲間に近い[注1]。胞子をつくり、それが粘液で覆われているので粘液胞子虫という。これが魚の筋肉、特にヒラメに寄生することがある。ヒラメの刺し身を食べて食中毒が起きた事例を調べると、そのヒラメの多くはクドアに寄生されていたことが分かった。さらに動物実験で、クドアが下痢の原因となることが分かったのだ[注2]。

つまり、火を通さずにヒラメを食べ、その筋肉内にクドアがいると食中毒発症の危険があるわけだが、クドア感染には治療薬がない。

農林水産省は、養殖ヒラメの検査をしてクドア保有稚魚を排除するなどの対策を打ち出しているが、このような対策がどのくらい有効かはまだ不明確だし、そもそも天然のヒラメについてはリスクを払拭できない。

また、子どもや高齢者、妊婦や基礎疾患のある人におけるクドア感染症のリスクについては全く不明だ。

完全にクドア感染症のリスクを払拭したいのであれば、ヒラメの刺し身や寿司を排除する、ということになるが、それは我々日本人に受け入れられるオプションだろうか。

新しい病原体のリスクとどう付き合うか

今後、クドアのような新しい病原体、新しい食安全のリスクはもっと発見されることだろう。感染症の世界はまだまだ分からないことが多く、「たぶん僕らの知らない新しい感染症は存在するのだ」という認識だけがおそらく妥当なのだ。

しかし、その時に「リスクがあるから排除する」という論法をとっていると、しまいには大きなしっぺ返しを食らってしまう。リスクとどう付き合うか。真剣に考え直す必要があるのだ。

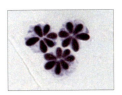

写真提供
東京都健康安全研究センター

注1 ヒラメを介したクドアの一種による食中毒Q＆A（農林水産省ホームページ）http://www.maff.go.jp/j/syouan/seisaku/foodpoisoning/f_encyclopedia/kudoa_qa.html
注2 Kawai T, Sekizuka T et al：Clin Infect Dis 54：1046-1052, 2012

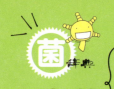

"SPACE"の一員

シトロバクター・コセリ
Citrobacter koseri

Colony. 2-10

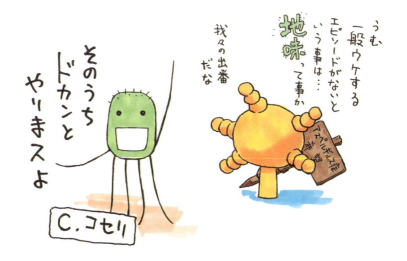

　通常、シトロバクターといえば*Citrobacter freundii*を指す。グラム陰性桿菌であり、血流感染の原因としても知られ、いわゆる「お水系」と呼ばれる水まわりに多いグラム陰性菌、"SPACE"の一員である（"C"は*Citrobacter*ですが、他の文字が何かは、考えてみてください）。

　で、*C. koseri*は*C. freundii*に比べるとマイナーな存在である。以前は*C. diversus*と呼ばれていたが、微生物学者によって変名された。新生児や脳外科患者における髄膜炎や脳膿瘍の原因（院内感染が多い）となったり、高齢者の感染源としても知られている[注1, 2]。普段は腸内に常在している。サルモネラと間違えられることも多く、大腸菌のコロニーとも似ていて紛らわしい。

*C. freundii*に似ているようで……？

　*C. koseri*は*C. freundii*とあまり似て

いない。同じ*Citrobacter*だからといって「似たようなもんだろ」と高をくくっていると痛い目に遭う。

　*C. freundii*の特徴は、しばしばAmpC過剰産生菌であることだ。マニアックな話題になって申し訳ないけど、このAmpCはけっこう重要！

　AmpCとはβ-ラクタム系薬を壊すβ-ラクタマーゼの一種である。普段は細菌がちょっとつくるだけなので臨床的には問題にならないのだが、抗菌薬曝露を受けると大量生産されるようになる。イジメられて逆ギレするいじめられっ子よろしく大暴れする。最初は感受性を残しているので、検査上は「効いている」ように錯覚してしまう。で、このAmpC過剰産生を起こしやすい代表例が、*C. freundii*というわけ。

　*C. koseri*もシトロバクターなんだから、当然AmpC過剰産生菌でしょ、と思っていたが、そうではないらしい。AmpCはAmbler分類で（ごめんね、今月マニアックすぎて）クラスCに属するβ-ラクタマーゼだが、*C. koseri*がつくるのはクラスAのβ-ラクタマーゼである。クラスAとは基本的にペニシリンを壊すペニシリナーゼの仲間であり、ゆえにたいていの*C. koseri*はペニシリン耐性である。でも、*C. freundii*と違ってβ-ラクタム系のセファロスポリンは比較的効く。うーん、似たような名前の菌でもえらく違うのね。

多剤耐性機序を持つやっかいな奴も

　とはいえ、油断大敵。クラスAの中には怖い怖い多剤耐性を作るESBL（extended spectrum β-lactamase）があるのだけれど、*C. koseri*にもこいつを持っている奴がいる。さらに、KPC（*Klebsiella pneumoniae* Carbapenemase）とかNDM-1（New Delhi metallo-β-lactamase）といった感染症屋なら震え上がる……一般の人には「なんですか、それ」的な耐性機序を持っているものもいるのだ。やっかいだぜ、*C. koseri*！

　治療についても専門家の間で意見が分かれている。1剤で治療OKという意見もあれば、アミノグリコシドをかませて2剤で治療したほうがええんじゃないの？という意見もある。どうも煮え切らないですねえ。

　さて、"SPACE"はセラチア（*Serratia*）、緑膿菌（*Pseudomonas*）、アシネトバクター（*Acinetobacter*）、シトロバクターにエンテロバクター（*Enterobacter*）でした。合コンでウンチク披露だ！　ドン引きされることを保証します。

注1　Auwaerter P. Citrobacter koseri. In. ABX Guide（iPhone app）last updated August 24, 2011
注2　Lin SY, Ho MW et al：Intern Med 50：1333-1337, 2011

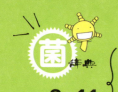

Colony. 2-11

多くの抗菌薬に耐性がある

エリザベトキンギア・メニンゴセプティカ
Elizabethkingia meningoseptica

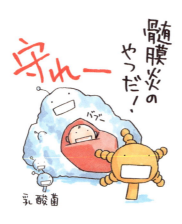

守れー
髄膜炎のやつだ！
バブー
乳酸菌

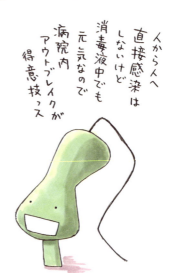

人から人へ直接感染はしないけど消毒液中でも元気なので病院内アウトブレイクが得意技ッス

E. メニンゴセプティカ

　タイトル見ただけでメゲないでくださいね。今回は10回読み上げると3回は舌を噛むであろうエリザベトキンギア・メニンゴセプティカ[注1]である。
　こういうのはカタカナだとかえって分かりにくい。*Elizabethkingia meningoseptica* とアルファベットでスペルアウトしよう。遠回りなようで、これが一番の近道だ。
　「困難は分割せよ」とデカルトは教えた。というわけで、この名前も分割してみましょ。Elizabeth、kingia、meningo、septica……。うん、なんとなくチンプンカンプンだった「呪文」が意味をなしてきましたね。

遺伝子による分類で現在名に

　この菌を発見したのはエリザベス・キングという微生物学者である。彼女が

1959年に見つけたこのグラム陰性菌は、新生児の髄膜炎を起こすのが特徴であった。次に起こしやすいのが敗血症。そして、まれに成人の肺炎や髄膜炎、敗血症を起こす。髄膜炎は英語でmeningitis。敗血症はsepsis。で、キングさんはこの菌を*Flavobacterium meningosepticum*と名付けたのであった。

しかし、微生物学の例によってこの菌はほどなく改名され、1994年に*Chryseobacterium meningosepticum*となる。"flavo"は黄色、"chryseos"とはギリシア語で黄金のこと。どちらもコロニーの色を表現しているのです。"bacterium"はもちろん細菌（複数形にすると"bacteria"）。

古典的には微生物は形態とか生化学的な特徴で分類されてきたのだが、近年になって遺伝子による分類が盛んになってきた。特に用いられやすいのがリボゾームRNAで、16SrRNAがしばしば菌の同定に用いられるようになる。で、この菌が他の*Chryseobacterium*とは違うぞ、ということが分かり、2005年に再度改名。発見者名をとって、*Elizabethkingia meningoseptica*となったのである。ああ、疲れた。

ちなみにキングさんは、グラム陰性菌なのに心内膜炎や小児の化膿性関節炎の原因として有名な*Kingella*の発見者でもあります。心内膜炎を起こしやすいグラム陰性菌は五つあり、頭文字をとってHACEK[注2]と略す。その"K"が*Kingella*である。エリザベスなのにキングって……とかいうところは気にしないでよろしい。

バンコマイシンが有効なグラム陰性菌!?

臨床的には*E. meningoseptica*はまれな髄膜炎や敗血症の原因として感染症のプロは認識する。また、多くの抗菌薬に耐性を示すことも特徴だ。たいていのグラム陰性菌に効果のあるカルバペネムのようなβ-ラクタム系薬にも耐性を示す。

そして、とても不思議なことに、通常はグラム陽性菌にしか効かないバンコマイシンが有効である。

「バンコマイシンが有効なグラム陰性菌は？」というのは感染症屋のマニアックなカルトクイズでも定番である。このネタも、コンパで使えばドン引きされること必定である。

[注1] Steinberg JP and Burd EM: Other Gram-negative and Gram-variable bacilli: Mandell, Douglas, and Bennett's Principles and Practice of Infectious Diseases, 7th ed.: Churchill Livingstone, pp 3015-3033, 2009

[注2] *Haemophilus*, *Actinobacillus*, *Cardiobacterium*, *Eikenella*, *Kingella*の5属。

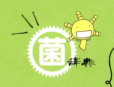

Colony. 2-12

入浴施設で
アウトブレイクを起こしやすい

レジオネラ
Legionella pneumophila

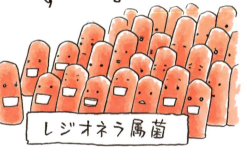

40以上の仲間が確認されていますが
まァやる事は皆大体一緒なんで
ひとからげにされてます

どちらにせよ
やっかいだ！

レジオネラ属菌

　1976年、フィラデルフィア市でアメリカ退役軍人集会が開かれた。そこで221人が原因不明の肺炎を発病し、34人が死に至るという不思議な現象が起きる。この謎の病気は、それまで知られていなかった細菌による感染症であった。それが、レジオネラ（Legionella pneumophila）注である。

　"Legion"とは「退役軍人会」を意味する英語だ。僕が学生の時には教科書に「在郷軍人病（Legionnaire's disease）」なんて名前で書かれていた。「在郷軍人」って『大辞林』（三省堂）によると「平時は生業に就き、非常の際に召集されて国防にあたる義務を負う予備役・退役・後備役などの軍人」のことなんですって。

感染症の歴史に
奇妙に顔を出す菌

　同じく76年にはアメリカで豚由来の

「新型インフルエンザ」（当時）も流行した。フォード大統領（当時）はアメリカで大量予防接種を決断するんだけど、後押しをしたのが、フィラデルフィアで起きたこの「謎の病気」のような新たな流行への恐れであったという（レジオネラ菌が同定されたのは77年）。結局、この時のインフルエンザは流行せず、予防接種は副作用を出しただけで、大量接種政策は失敗に終わる（そしてフォード政権も）。

レジオネラはこのように、奇妙なところで感染症の歴史に顔を出している。詳しくは拙著『予防接種は「効く」のか？ ワクチン嫌いを考える』（光文社新書）を読んでね。

意識障害や腹痛を伴う変な肺炎!?

レジオネラは50℃を超えるお湯の中でも生育できるため、日本では循環水を用いる入浴施設でアウトブレイクを起こしやすい。また、ビル屋上にある冷却水、加湿器からの感染もある。

レジオネラが起こす病気としては、肺炎とポンティアック熱（Pontiac fever）がある。臨床現場で問題になるのは前者で、市中肺炎の3％くらいを占めるといわれる。意識障害とか腹痛を伴うことが多く、「ちょっと変な」肺炎である。通常の培養検査では見つからないので、「思いつかないと診断できない」。さらに、重症化しやすく、死亡率も高い。さらにさらに、日本のドクターがしばしば（ムダに）使うカルバペネム系の抗菌薬が効かないため、診断できないと治療失敗→死亡に至る可能性もある。

対して、ポンティアック熱はその名の通り、熱が主体の病気だが、（なぜか）抗菌薬なしでも自然に治ってしまう。ちなみに、"Pontiac"とはこの病気が流行したミシガン州の地名である。この病気は以前から知られていたが、リケッチア感染と勘違いされていた。40年代の検体から「後になって」レジオネラが検出されたのである。今でもポンティアック熱の病態生理はよく分かっていない。

ごくごくまれに、肺以外に病変をつくることもある。最近、レジオネラによる下肢の蜂窩織炎を経験した。たまたま偶然検査したレジオネラの尿中抗原検査が陽性で「ワケワカラン」と思っていたら、皮膚生検・培養検査からもレジオネラを検出。確定診断に至った。こういう「まぐれ」で診断できてしまうケースってありますね。ほんと、くわばらくわばらです。

注　Edelstein PH and Cianciotto NP：Legionella. In：Mandell, Douglas, and Bennett's Principles and Practice of Infectious Diseases, 7th ed.：Churchill Livingstone, pp 2969-2984, 2009

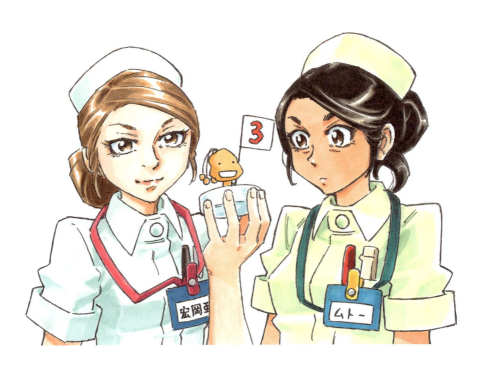

第 3 培地

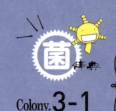

Colony. 3-1

圧倒的に肺の病気が多い

アスペルギルス
Aspergillus

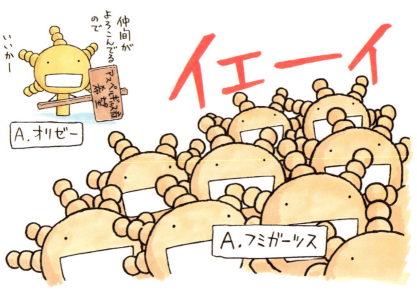

　やんわりとリクエストが来たので、アスペルギルス（*Aspergillus*）いってみよう。

アスペルギルスといえばオリゼー!?

　カビを総称して真菌と呼ぶ。微生物学的には、真菌と細菌の違いは核膜があるかないかみたいな形態学的、生化学的属性の違いで区別できる。臨床的には、真菌と細菌の感染症ではかなり振る舞いが違う。

　真菌を大きく分けると酵母菌と糸状菌に分けられる（厳密にいうとそれだけではないが、大雑把にはこれでよい）。英語ではそれぞれ"yeast""mold（またはmould）"。"yeast"はそう、あのイーストだ。両者の違いは、前者がテラテラ、ピカピカしていて、後者がカサカサ、パサパサしているという形態の違いによ

る。いや、ホントです。臨床医学的には酵母菌の王様がカンジダ、糸状菌のそれがアスペルギルスだ。

『もやしもん』ファンにとっては、アスペルギルスといえば、オリゼー（Aspergillus oryzae；ニホンコウジカビ）注であろう。多くの酵素を産生し、味噌や醤油、日本酒など生活に欠かせない食品づくりに役立っている。オリゼーが米（デンプン）を糖に分解、その糖をサッカロミセス（S. cerevisiae）がアルコールに転じて日本酒ができる。が、僕はしがない臨床屋で「醸す」ほうは素人だから、あとは『もやしもん』を読んでください。

肺にいろいろな病気を起こす菌

臨床的に重要なアスペルギルス属には、A. fumigatus、A. flavus、A. nidulans、A. terreus などがある。臨床的に一番多いのが、A. fumigatus。

アスペルギルスは環境中にいて、これを吸い込んで感染する。脳膿瘍や関節炎、心内膜炎など様々な病気の原因になるが、圧倒的に肺の病気を起こすことが多い。感染症オタクでなければ、「アスペルギルスは肺に病気を起こす菌だ」と断じてよいと思う。

しかし、「肺アスペルギルス症」という呼称を僕は好まない。アスペルギルスはいろいろな病気を起こすので、トポロジーとして「肺」に存在しても、同じ扱いはできないのだ。

基本的に、アスペルギルスが肺に起こす病気は三つ（プラス１）。まず、アレルギー性気管支肺アスペルギルス症（allergic bronchopulmonary aspergillosis；ABPA）は、アスペルギルスに対するアレルギー反応で、喘息のような症状を起こす。厳密にいえば感染症ではなく、治療の基本もステロイドである。

二つ目のアスペルギローマ（aspergilloma）は結核やサルコイドーシスでできた空洞にアスペルギルスが棲みついた、菌による占拠である。やはり厳密には感染症とはいいがたく、多くは無症状だが、ときに気管支動脈を食い破って大出血を起こすことがある。無症状なら経過観察、出血したら手術や塞栓術で物理的に「血を止める」のが基本だ。

そして三つ目は、化学療法後など免疫抑制者に起きる侵襲性アスペルギルス症（invasive aspergillosis；IA）。これこそが真の感染症であり、命にかかわる重要な感染症である。CTや血液検査で必死に診断し、抗真菌薬で必死に治療します。あと、慢性壊死性アスペルギルス症があるが、これは割愛（ややこしいから）。

注　『もやしもん』の主人公・沢木の実家（種麹屋）からやってきたシンボル的菌キャラ。

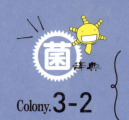

Colony. 3-2

舌圧子でこすると「とれる」

カンジダ
Candida

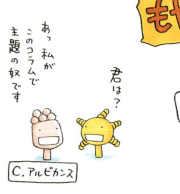

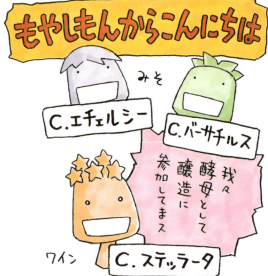

前稿は糸状菌の王様、アスペルギルスだったので、本稿は酵母菌の王様、カンジダ（*Candida*）である。『もやしもん』で酵母といえば、サッカロミセス・セレビシエでしょうが。

カンジダ感染は（そして他の真菌感染症も）、浅在性と深在性の感染症に分けることができる。浅在性には、いわゆる「オムツかぶれ」がある。カンジダ口角炎もわりとよく見るが、ヘルペスやビタミン不足と誤診されやすい。鵞口瘡も、意外に見逃されている。研修医が口の中を診察する時、「のど」しか見ていないことが多いが、頬粘膜を見ると、ばっちりカンジダが白く見えることは多い。これもよく間違って教えられているが、カンジダは舌圧子でこすると「とれる」のが特徴である。あと、肉眼でカビが見えなくても、カンジダ舌炎ということはあ

り、味覚障害の大きな原因となる。「白くなくてもカンジダ」である。女性が風邪をひいて抗菌薬を（ムダに）投与されると、シモのほうが急に痒くなることがあるが、あれは膣内常在菌が殺されて起きるカンジダ膣症だ。

「カテ感染」はカテ感染でない

命にかかわる深刻なカンジダ感染は深在性の感染症……つまり体の奥深くまで菌が侵入する感染症だ。最近見るのはほとんどがカテーテル関連血流感染であり、「いわゆる」免疫抑制者でなくても、術後の患者などでしばしばお目にかかる。

「カテ感染」はカテ感染ではない。「カテーテル関連血流感染」の略称にすぎない。したがって、感染しているのは「血液」であり、「カテーテル」ではない。必要なのは、血液培養でありカテ先培養ではない。カテは異物であり、微生物はしばしば付着しているが、感染の原因か否かは分からない。したがって、カテ先培養を提出するのは、臨床検査技師に臨床上全く役に立たない検査をしろと命じることに等しく、これをなすのは、悪意か無知かのどちらか（あるいはその両方）でしかない。

カンジダ感染でも当然、血液培養が必須になる。特異度はとても高く、一般にはカンジダが血液から検出されたら「コンタミ」（汚染菌）はない、と考えるのが常識だ。しかし、残念ながらカンジダに対する血液培養の感度は乏しく、これだけだと見逃しの可能性もある。したがって、真菌マーカーであるβ-D-グルカンなどで補完する。とはいえ、β-D-グルカンも、例えばニューモシスチス肺炎みたいに全然治療の方向性が違う感染症でも上昇するので……臨床感染症って難しいですね。

喀痰や尿から検出も早合点は禁物

カンジダ血症は10～20％で眼内炎を合併するので、眼科コンサルトは必須である。眼科的処置をしないと失明するケースもある。それと、心内膜炎を合併しやすく、心エコー、特に経食道エコーが必要になることも多い。カンジダ心内膜炎は難治性で、多くは手術の適応となることも知っておいてほしい。

逆に、カンジダ肺炎やカンジダ尿路感染は極めてまれである（皆無ではないけど）。喀痰や尿からカンジダを見つけても、それを「感染症」と早合点しないことも重要だ。

うーん、カンジダは臨床現場でよく間違った診療をされていることが多いので、ついつい説教臭くなるなあ。すんません。

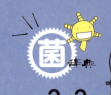

Colony. 3-3

三大真菌感染症

クリプトコッカス
Cryptococcus

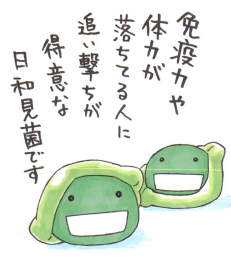

免疫力や体力が落ちてる人に追い撃ちが得意な日和見菌です

そういう菌多いけど改めて言われるとヤな奴だな

C.ネオフォルマンス

　真菌三部作（？）の最後を飾るのは、クリプトコッカス（*Cryptococcus*）である。学術用語ではクリプトコックスと表記するらしいが、断固としてクリプトコッカスであると主張したい。

　臨床現場で一番お目にかかるのはアスペルギルスとカンジダである。クリプトコッカスは前二者に比べると、頻度的にはがくっと落ちる。しかし、時々忘れた頃にやってきて、そして痛い目に遭わされるので、ここであえて「三大真菌感染症」の仲間に入れておきたいのである。

髄膜炎の髄液検査で初圧は高め

　クリプトコッカスといえば、なんといっても髄膜炎である。

　髄膜炎で、単球優位の白血球上昇、タンパク上昇、糖の低下を認めたら、考えるのは三つ。結核、クリプトコッカス、

そしてリステリアである。これらを想起できないと、誤診の原因となる。というか、僕は結核性髄膜炎とクリプトコッカス髄膜炎、それぞれ1例ずつ見逃して（診断が遅れて）痛い目に遭ったことがある。肝に銘じて、二度と見逃すまいと思っているのである。

クリプトコッカス髄膜炎はほとんどの場合、免疫抑制者に起きる。典型的にはエイズ患者かステロイド服用者である。しかし、ときに免疫抑制がない場合や、はっきりしない時にも起きる。それで、迷うのである。発症のしかたも患者によってそれぞれで、エイズ患者の場合は非常に緩徐な発症、例えば軽い頭痛みたいな、髄膜炎を想起させない軽いプレゼンで実は髄膜炎でした、ということが多い。ステロイド服用者の場合はもっと露骨に髄膜炎っぽいプレゼン（頭痛、発熱、髄膜刺激症状）となることが多い。

髄膜炎なので当然、髄液検査となるわけなのだが、忘れてはならないのが（そしてしばしば忘れているのが）、初圧の測定だ。クリプトコッカスでは、ほぼ全例、これがとても高い。クリプトコッカスは酵母菌だが、菌周囲に多糖類の莢膜を有しているのが特徴だ。これがネチャネチャと重たい髄液の原因となり、髄膜炎の初圧は高くなるのである。脳圧亢進で頭痛が遷延する場合は「治療的に」髄液採取を繰り返し、圧を減じてやる必要が生じることもある。髄液検査をする時は必ず初圧を測りましょう。

墨汁染色で
他の真菌・血球と区別

顕微鏡で髄液の墨汁染色（アメリカなどでは"India ink〈インディア・インク〉"という）を見ると、クリプトコッカスでは莢膜が抜けて白っぽい丸いものが菌周囲を覆っているのが分かる。これで、カンジダのような他の真菌や白血球などの血球と区別できる。

そういえば、なぜ"India ink"というのかをWikipediaで調べてみたら、元々は中国で紀元前3000年くらいに発明されたものなのだそうだ。後に、そのインクの色素がインドから輸入されるようになったためにこの名が付いたんだって。ちなみにちなみに、"India ink"とはアメリカ英語のスペルで、イギリスでは"Indian ink"と書くらしい。ま、だからなんだといわれても。

臨床的に重要なクリプトコッカスは*C. neoformans*だが、*C. gattii*というのがいて、免疫抑制がない患者でも疾患を起こすのが特徴で、近年注目されている。たまにはまじめに締めましょう。

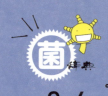

Colony.3-4

「野山に入った」なら刺し口を探せ

オリエンチア・ツツガムシ
Orientia tsutsugamushi

東北・北陸は春も注意

秋の野山にお越しの際お会いしましょう

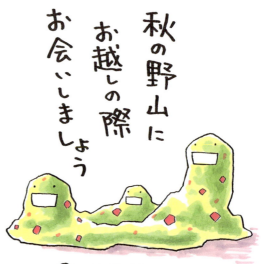

O. ツツガムシ

「恙無い」（つつがない）とは『大辞林』（三省堂）によれば、「異常がない。無事である」の意で、「恙」は「病気などの災難。わずらい」のことだそうだ。

ツツガムシとは、ダニ目ツツガムシ科の節足動物である。「災い、病をもたらす虫」という意味なのだろうか。

日本でツツガムシ病を媒介するツツガムシは、アカツツガムシ、タテツツガムシ、フトゲツツガムシの3種である。ツツガムシ病の原因はツツガムシ「そのもの」ではなく、その中にいるリケッチアが原因である。

ツツガムシ病の原因は虫の中の菌

菌名は*Orientia tsutsugamushi*と覚えやすい。英語ではScrub typhusと呼ぶ。

もともと、1995年まではこの菌は*Rickettsia tsutsugamushi*だったのだが、

分派して *Orientia tsutsugamushi* となった。ちなみに、"*Rickettsia*"のスペルは難しくてよく間違えやすい。"t"が二つ続くんだよね。

ツツガムシ病の流行地域は限定されており、「ツツガムシ・トライアングル」と呼ばれている。北日本や極東ロシアを北の頂点、ソロモン海や北オーストラリアを南の頂点、パキスタンやアフガニスタンを西の頂点とする三角形だ。

ツツガムシに噛まれると、中の *Orientia tsutsugamushi* が体内に入る。そして、発熱、関節炎、皮疹など多彩な症状を起こす。放っておくと死亡することもある結構怖い病気だし、よく使われるβラクタム系抗菌薬が全く効かないので、診断をしくじると治療も失敗することが多い。

治療はドキシサイクリンなど、テトラサイクリン系を使う。

冬〜初春に野山で刺されるのが基本パターン

診断のポイントは「野山に入った」という情報。ツツガムシはイエダニみたいに屋内にはいないので、基本的には野山に入って刺されるというパターンだ。都会にいるとこの病気は見ませんねえ。あとは、季節。だいたい冬から初春に多い。

ただし、東北・北陸地方では初夏にも見られることがある。東日本大震災後の避難者でもこの感染症を発症した人が報告されている[注]。

あと、刺し口。これが特徴的で、真っ黒なかさぶたのような皮疹が1個刺し口にできる。痛くも痒くもないので、患者は気付かない。医者が診察時に一所懸命探して見つけなければいけないのだ。脚とか腹とかにあれば、さくっと発見できるが、ときに肩甲骨のあたりとか、分かりにくいところにあるので要注意。若い女性患者とかで、ためらいながら診察していると見逃すことがある（見逃したことがあります）。

Orientia tsutsugamushi はグラム陰性菌だが、実際に患者から菌を検出するのは困難で、普通は血清診断になる。この抗原は複数あり、名前をKato、Karp、Gilliam、Kuroki、Kawasakiなどという。

しかし、保険収載されている検査はそのうち、Kato、Karp、Gilliam型だけなので、診断上少し困る。変だよね。

注　Iwata K：Journal of Disaster Research 7：746-753, 2012

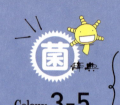

Colony. 3-5

妊婦は特に要注意

風疹ウイルス
Rubella virus

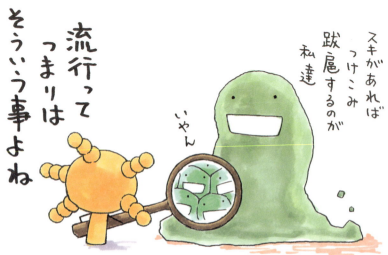

風疹ウイルス

　原稿執筆段階で、風疹（rubella）が流行している。予防接種の普及で多くの国では「もうなくなった感染症」なのだが、ワクチン後進国の日本ではいまだに流行が見られているのが現実だ。僕の住む神戸市では2011年に報告数2人だったのが、12年は54人だった（12年10月の報告）。僕も最近、外来で成人の風疹を診断した。

「微妙」な症状ながら
妊婦の感染で先天奇形の恐れ

　風疹は麻疹と区別するのが案外難しい。どちらも発熱、皮疹が出る病気だ。名前からして、「ドイツ麻疹」（German measles）とか「三日ばしか」（3-day measles）という異名を持つくらいだ。麻疹や猩紅熱とは別の病気であることが

分かったのは1881年のことである[注]。麻疹に比べると軽症のことが多く、軽い発熱、軽い皮疹、軽いリンパ節腫脹、軽い関節痛と「微妙」な症状が多い。

しかしながら、風疹は甘く見てはいけない。妊婦が感染すると、新生児に影響を及ぼす可能性があるからだ。白内障、緑内障、脳髄膜炎、難聴、先天性心疾患などを起こす（先天性風疹症候群）。妊婦が妊娠11週までに感染すると、先天奇形を起こす可能性は90％。先天奇形を起こす最大の感染症が風疹なのである。

行うべきは「妊娠前に予防接種」

風疹はワクチンで予防可能であるが、ワクチンは生ワクチンであり、それ「そのもの」が先天性風疹症候群の原因になり得る。よって、妊婦に風疹ワクチン接種は禁忌である。つまり、行うべきは「妊娠する前に予防接種」である。アメリカの予防接種諮問委員会（ACIP）は風疹ワクチン接種後28日は妊娠を回避するよう推奨している。

風疹ワクチンは予防接種法により、1歳時と5～7歳時の2回接種が推奨されている。麻疹同様、風疹ワクチンも1回だけでは不十分なためである。

また、中学1年生、高校3年生にも定期接種は提供されていた（2013年3月まで）。中学生は1995年4月から、女子のみでなく男子も対象となっている。もちろん、男の子だって風疹になる。予防接種法の暫定措置として79年4月2日～87年10月1日生まれは予防接種の対象となっていた（2003年9月まで）。しかし、この暫定措置はあまり知られていなかった（知ってました？）。ていうか、分かりにくすぎます、この経過措置。

実は、この年齢層では3割弱が予防接種を受けていないのだ。よって、現在の風疹流行が起きているというわけ。1979～87年といえば、原稿執筆時点では、25歳から33歳……ちょうど妊娠しやすい年齢層である。

免疫のない人は「全員」定期接種の対象にすればよいのにねえ。

ちなみに、神戸大学は2008年の麻疹流行を受けて、職員、学生「全員」に麻疹、風疹、水痘、ムンプス（流行性耳下腺炎）の予防接種証明書か、免疫を示す抗体価を示すことが「原則」必要になっている（宗教上の理由など例外は除く）。

皆さんの職場も、ぜひこのようなルールをつくって職員とその子どもを守りましょう。自分たちでできることは全部やってから、国に文句を言うのだ！

注　Bellini WJ and Icenogle JP：Measles and Rubella Viruses. In Versalovic J et al (ed)：Manual of Clinical Microbiology 10th ed：1372-1387, 2011

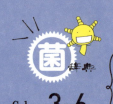

Colony.3-6

胃酸に強くとも除菌は有効

ヘリコバクター・ピロリ
Helicobacter pylori

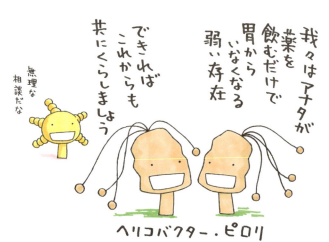

　胃からは胃酸が出ているため、胃の中では微生物は全部死んでしまうと直感的には思われる。しかし、1800年代に「胃の中に細菌を見つけた」という報告を病理学者が次々に行った。20世紀になって病理学者たちが一生懸命探したが、やはり胃からは菌が見つからない。1950年代には「胃に菌は存在しない」が定説になった。

　ところが。80年代になり、オーストラリアの病理専門医ウォーレンとその助手マーシャルが、「やはり胃の中には菌がいる。これが胃潰瘍や十二指腸潰瘍の原因なのだ」と主張して大問題になる。ウォーレンは70年代から胃の中に菌を見つけており、これが胃炎患者の胃から見つかっていたので「これが原因や」と考えていたらしい。

胃炎患者の胃から
ピロリ菌を発見

　しかし、そこに菌がいることと、これが病気の原因であることは別問題である。因果関係を確立するのはとても難し

いのである。結局、マーシャルは自らこの菌を飲み込み、急性胃炎の症状が起きることを確認し、さらに内視鏡で病変部にこの菌を見出した。

これが有名なヘリコバクター・ピロリ（*Helicobacter pylori*）である。ウォーレンとマーシャルはこの功績を受けて後にノーベル生理学・医学賞を受賞した（2005年）。

ピロリ菌は梅毒スピロヘータやライム病の原因菌（ボレリア）などのようならせん形をした菌である。ピロピロしているからピロリ菌……なのではなく、胃の幽門部（pylorus）で発見されたから"pylori"というわけ。英語では「パイロリ」と発音する。"Helicobacter"はそのまんま、「らせん状の菌」という意味だ。

除菌の保険適用が拡大
胃がんは予防できる？

現在ではピロリ菌は胃潰瘍、十二指腸潰瘍だけでなく、胃がんや胃MALTリンパ腫など様々な疾患の原因であることが分かっている。

ピロリ菌の除菌により、胃潰瘍、十二指腸潰瘍、そして胃MALTリンパ腫は治療可能である。リンパ腫まで治ってしまうのは驚きだ。しかし残念ながら、胃がんは手術、化学療法など、通常のがん治療が必要になる。

では、「除菌により胃がんは予防できるか？」という話が当然出てくる。これについてはメタ分析があり、除菌群と非除菌群では胃がんの発生率は1.1％ vs 1.7％と統計的に有意な差ではあったが微妙な差でもあった[注1]。元研究の方法論も批判の対象になっているし、結局のアウトカム（胃がんによる死亡）がどうなるかはいまだ（原稿執筆時）に不明だ。

2013年から慢性胃炎の治療目的にピロリ菌除菌の保険適用が拡大された。はたして本当に喜ばしい結果なのかは、微妙な気もしないでもない[注2]。

いずれにしても、ピロリ菌は1回除菌してしまえば再感染のリスクは高くなく、日本での再感染リスクは1年後で2％以下といわれている。ただ、最近の南米の研究では1年後の再発率は11.5％であった[注3]。除菌のもたらす長期的なインパクトについては、まだまだデータの蓄積が必要だ。

[注1] Fuccio L, Zagari RM et al：Ann Intern Med 21：121-128, 2009
[注2] http://jbpress.ismedia.jp/articles/-/37247　JB PRESS、2013.03.05付（閲覧日2013年3月25日）
[注3] Morgan DR, Torres J et al：JAMA 309：578-586, 2013
参考文献　中島敏雄：よくわかるピロリ菌と胃がんのはなし：松柏社、2013

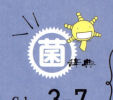

Colony.3-7

土壌、水などにあまねく存在する無性生殖型

スケドスポリウム
Scedosporium

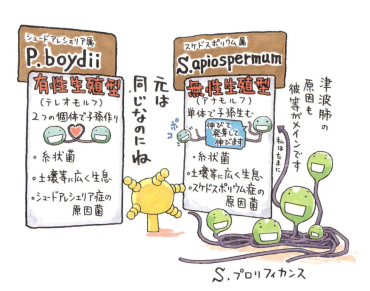

スケドスポリウム（*Scedosporium*）は *S. apiospermum* と *S. prolificans* からなり、*S. apiospermum* の有性生殖型（テレオモルフ）は、*Pseudallescheria boydii* という異なる名前を持っている。無性生殖型（アナモルフ）が、スケドスポリウムと呼ばれるのだ。もう勘弁してくれって感じかもしれないけれど、ここだけしっかり押さえておけば、この苦手意識を持たれがちな菌はそんなに難しくはない、ほんと。

菌腫 "Madura foot" で有名

土壌、水などにあまねく存在するこの菌は臨床医学的に問題になることはほとんど、ない。陳旧性結核患者などでは、気管支鏡検査で偶然見つかることもあるが、単なる定着菌として無視してよいことが多い。

スケドスポリウムは、菌腫（mycetoma）をつくることで有名だ。古代インドの教典『アタルバ・ベーダ』にも記録が残るこの疾患は真菌がつくる塊、おもに脚にできる腫瘍状の病変だ。インドネシアのマドゥラ島で見られたことから、"Madura foot" という名前でも有名だ（臨床現場ではこっちのほうをよく使う）。

スケドスポリウム以外の真菌（*Madurella* など）も菌腫をつくるのでややこしいし、actinomycetoma（放線菌腫）という似たような現象があるのでさらにややこしい。actinomycetoma も真菌が原因だと思われていた菌腫だが（だから、myco=真菌という名称が残る）、実は actinomycetes という細菌（放線菌）による感染症である。アクチノマイセテスの話はまた別の機会にする、たぶん。actinomycetoma は実は真菌じゃないよ、ということで actinomycetes と区別する意味で mycetoma の原因について "eumycetes" という呼称もある。"eu-" は「ホンマモンの」という意味だ。

いわゆる「津波肺」の原因菌「日和見感染」で重症例も

スケドスポリウムは、東日本大震災の時、いわゆる「津波肺」の原因としても専門家の間で注目を集めた[注1]。土壌に存在する菌を吸い込んで肺に炎症を起こしてしまうのだ。

近年、免疫抑制者を中心に、スケドスポリウムの播種性感染、そしてそれに伴う各臓器の深部感染が報告されるようになっている。不顕性感染のまま体内にいたスケドスポリウムが免疫抑制を契機に重症感染症を起こす、いわゆる「日和見感染」というやつだ。白血病治療中の好中球減少患者や先天性免疫不全の慢性肉芽腫症（CGD）や高 IgE 症候群（Job's syndrome）患者、固形臓器移植患者などで報告がある[注2]。

症例多い *S. apiospermum* 治療に難渋する *S. prolificans*

スケドスポリウムの重症感染症は予後が悪い。*S. apiospermum* のほうが症例が多く、またボリコナゾールなどの抗真菌薬が効くことも（少なくとも in vitro では）多い。*S. prolificans* に「これだ」という治療薬はなく、治療には難渋する、らしい。見たことないけど。見たくもないけど。テルビナフィンとアゾール、アムホテリシンBとペンタミジン（！）などの併用療法が効果的かもしれない[注2]。

[注1] Nakamura Y, Utsumi Y et al：J Med Case Rep 5：526, 2011
[注2] Cortez KJ, Roilides E et al：Clin Microbiol Rev 21：157-197, 2008

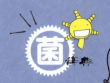

Colony. 3-8

空気感染する
唯一のヘルペスウイルス

水痘・帯状疱疹ウイルス
Varicella-zoster virus

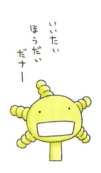

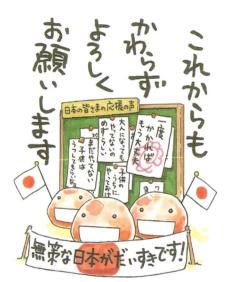

ヒトに病気を起こすヘルペスウイルスは8種類あり、水痘・帯状疱疹ウイルス（varicella-zoster virus；VZV）はその一つである。空気感染する唯一のヘルペスで流行しやすい。

ヘルペスウイルスには共通する特徴がある。一つ目は、初感染と再活性化があること。二つ目は、一度感染すると身体から完全に除去することが（おそらく）不可能なこと。"Once herpes, always herpes"といわれる所以だ。ちなみに herpesは英語で「ハーピーズ」っぽく読む。ギリシア語で「這うこと」の意味が近代ラテン語で「皮膚発疹」の意味に転じた[注1]。

診断は「よく皮膚を見る」

VZVは、初感染では水痘、すなわち全身に水疱ができる水疱瘡（varicella）を起こす。これは多くの場合、治療なしで自然に良くなる。で、何十年も三叉神経

節や後根神経節に居座っている。その後、加齢やステロイド使用などで免疫抑制状態になると、皮膚の感覚神経に沿って皮疹を起こす。これが帯状疱疹（herpes zoster）だ。地方によっては「胴巻き」なんていいますね。これが、けっこう痛い。

デルマトーム（皮膚分節）に沿った水疱を伴う痛い皮疹があれば一発診断。検査など一つも必要ない。

オランダのプライマリケア医だと臨床診断の正確さは90％以上[注2]。ま、それでも1割近くは間違っているので油断は禁物だ。医者がきちんと皮膚を観察しないと間違える。どんな痛みの患者でも帯状疱疹を鑑別に入れてきちんと皮膚を見るのが重要だ。

皮疹が出ないパターンに注意

もっとも、皮疹が出ない帯状疱疹（zoster sine herpete）もあって、これは痛みの性状などからざっくり判断するほかない。頭痛、胸痛、腹痛という主訴で帯状疱疹を想定せず、頭痛薬やブスコパン®を出されて帰されている患者はわりと多い。

で、診断が遅れると治療も効かなくなる。普通は発症72時間以内に抗ウイルス薬を用いるべきだ。早期治療で皮疹の改善や合併症のヘルペス後神経痛の軽減効果が期待できる。現在日本にはバラシクロビル（バルトレックス®）とファムシクロビル（ファムビル®）があるが、両者の効果は引き分け、と考えられている[注3]。ヘルペス後神経痛予防にステロイドもよく出されたが、その効果はメタ分析で否定されている[注4]。

また、三叉神経で角膜をやられていると失明の原因になりうるため、その時は必ず眼科コンサルトをする。特に鼻の頭に皮疹がある時は眼の合併症を疑う（Hutchinson's sign）。

水痘ワクチンの効果は臨床試験でも示されており、多くの国で定期接種化されている[注5]。帯状疱疹にもワクチンがあり（Zostavax、日本未承認）、アメリカでは50～59歳の方に勧められている。ワクチン接種により、プラセボと比べて帯状疱疹の発症率が6.6/1000人/年から2/1000人/年に減少したというスタディーがある[注6]。日本のように保育園で毎年水疱瘡が流行……というのは非常識なのです、ほんと。

注1 「ランダムハウス英和大辞典第二版」（小学館）より
注2 Opstelten W, van Loon AM et al：Ann Fam Med 5：305-309, 2007
注3 Tyring SK et al：Arch Fam Med 9：863-869, 2000
注4 Cochrane Database Syst Rev. 2008
注5 Vázquez M, LaRussa PS et al：N Engl J Med：344：955-960, 2001
注6 Schmader KE, Levin MJ et al：Clin Infect Dis 54：922-928, 2012

Colony. 3-9

子宮頸がんの原因ウイルス

ヒト・パピローマ・ウイルス
Human papillomavirus

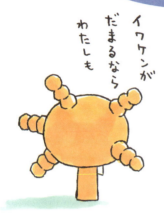

イワケンがだまるならわたしも

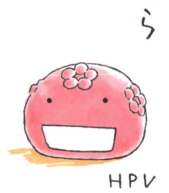

あら

HPV

　どうも「あれか、これか」の二元論でしか議論できない人が増えたような気がする。マイケル・サンデル先生の影響なのかな。5人の生命を救うために1人を殺すべきか、みたいなね。

　大事なのは、そういう切羽詰まった状況に陥らないことである。切羽詰まると人間は行き詰まり、そういうろくでもない選択肢しか残らなくなる。昔、避妊の戦略として「コンドームか、ピルか」みたいな論争があった。そういう議論はつまらない。例えば両方使うというオプションもあるんだから。

HPVタイプによって異なる病気に

　ヒト・パピローマ・ウイルス（Human papillomavirus；HPV）は性交渉にて感染するが、多くの場合は何の症状も起こさないでじっとしている。しかし、ときに人間に病気を起こす。HPVは数字によってタイプ分けされ、それぞれ起こす

病気が異なる。病気は「イボ」か「がん」に大別され、その中で一番多いのが尖圭コンジローマであり、HPV6、11など10以上のタイプがこの病気を起こしうる。「がん」で一番多いのが子宮頸がんであり、これはHPV16、18などやはり10以上のタイプがある。

子宮頸がんはときに致死的となりうる重大な病気である。患者の年齢は比較的若く、10代の患者も見たことがある。年齢差別的だ、という批判もあると思うが、子どもや若者が死に至る病になるのと、高齢者のそれとはやはり感情的なインパクトが異なる、と僕は思う。

子宮頸がんの予防は総死亡率の低減につながらないという意見も聞いたことがあるが、そもそも予防が「総死亡率を下げねばならない」というのも一種のイデオロギーである。

コンドーム使用は女性のHPV感染を半分以下に減らしたという研究もある[注1]。がん検診の研究は日本でもケース・コントロール・スタディーが行われており、浸潤がんを80％以上減らすことが可能である[注2]。よって、コンドームもがん検診も子宮頸がん予防には有効だが、いずれもリスクはゼロにはできない。現実世界ではコンドームを着けない男性は多く、検診に来ない女性も多い。特に日本は先進国でもダントツに子宮頸がん検診受診率が低い（OECDデータでは37.0％。2010年）。

ワクチン副反応は0.1％未満だが

そこでHPVワクチンである。まず、HPV16に対するワクチンの臨床研究が行われ、プラセボ群で3.8％あったHPV感染が、ワクチン群でゼロであり、統計的にも有意差があった[注3]。これを受けて現在2種類のワクチンが実用化されている。HPV16、18に対するサーバリックス® とHPV6、11、16、18に対するガーダシル® である。

現段階（原稿執筆時）では、両者が子宮頸がんそのもの、あるいはその死亡を減らすというエビデンスは欠いている。また、日本における副反応報告は、他のワクチンより多いという問題がある[注4]。他のワクチンよりは多いが、それは接種当たり0.1％未満の副反応でもある。

このワクチンのあるべき姿はどういうものか。僕も現時点でははっきり断言はできない。断言できない時は口ごもるのが大切だ。

注1　Winer RL, Hughes JP et al:N Engl J Med 354:2645-2654, 2006
注2　Makino H, Sato S et al:Tohoku J Exp Med 175:171-178, 1995
注3　Koutsky LA, Ault KA et al:N Engl J Med347:1645-1651, 2002
注4　厚生労働省資料 http://www.mhlw.go.jp/stf/shingi/2r98520000032bk8-att/2r98520000032br2.pdf

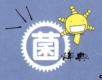

Colony. 3-10

手と足と口……だけじゃなく
お尻などにも

コクサッキーウイルス（手足口病）
Coxsackie virus

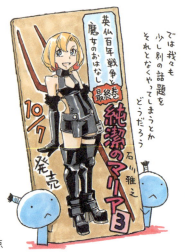

※2013年時点

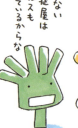

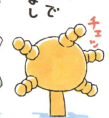

　コクサッキーウイルス（coxsackie virus）はエンテロウイルス属の一部で、エンテロウイルスはピコルナウイルス科に属するウイルス群である……っていきなり新約聖書の冒頭みたいでごめんなさい。

　で、そのコクサッキーウイルスもAとBに分類され、そのコクサッキーウイルスAにもBにもA1とかB2というサブグループがいる（Aは1〜22と24、Bは1〜6）。ヤヤッコチイネ。

　ちなみに、コクサッキーA23は欠番で、まるでウルトラセブンの12話みたいですが、これは後に「エコーウイルス9」と改名されたための欠番です[注1]。どうでもいいけど、ウルトラセブン12話は、いいかげん解禁してもいいんじゃない？

名前の由来は検体が得られた町の名

　そのコクサッキーウイルスが起こすの

が手足口病。英語では、"hand-foot-and-mouth disease"とそのまんま。

ところで、英語だと"foot-and-mouth disease"という、似たような名前の病気がある。これは日本語では「口蹄疫」。牛などの動物の病気です。原因は口蹄疫ウイルスで、ピコルナウイルス科に属してはいるが、全く異なる病気。口蹄疫の動物から手足口病になるわけではありませんから、誤解なきよう。

ちなみに、ピコルナウイルスって可愛い名前だが、pico（小さい）RNAウイルスだから、picorna virus。ウイルスの命名って案外安直。

ちなみにちなみに、コクサッキーウイルスはニューヨーク州で1940年代に発見されたが、その検体が得られた町の名前が「コクサッキー」だったのでこの名が付けられた[注2]。

子どもに多い手足口病
集団発生しやすいが予防接種なし

手足口病は、わりと軽症の病気で、水疱があちこちにできるのが特徴である。といっても、水痘みたいに全身に広がるのではなく、単純ヘルペスみたいに一所にできるのでもなく、体のあちこちにポツポツと点在するので区別できる。手と足と口に多いのは名前から察せられるが、実はお尻とか顔など、別の場所にも皮疹は出る[注3]。まあ、「手足口お尻顔病」じゃ、なんとなくイヤですよねえ。

大人に発症することもありますが、多くの患者は子どもである。そんなにつらそうではなく、熱もあまり上がらない。1週間以内に治ることがほとんどである。ただ、集団発生しやすい、予防接種がない、治療薬がないことから、幼稚園や保育園などでは流行しやすい。学校保健安全法での登校登園停止規定もなく[注4]、流行を抑える方法はあまりない。そういう意味では、わりとうっとうしい病気ではあります。

さて、コクサッキーウイルスは手足口病以外の疾患も起こす。例えばヘルパンギナ（herpangina）。これは口腔内のみの水疱と高熱で数日で治ってしまうので、手足口病とは特徴が異なる。どちらも五類定点把握疾患で、別々のカテゴリーとして定点からの報告がなされる[注5]。ああ、ヤヤコチイ。

- 注1 http://virology-online.com/viruses/Enteroviruses5.htm
- 注2 横浜市感染症情報センター http://www.city.yokohama.lg.jp/kenko/eiken/idsc/disease/entero1.html
- 注3 Habif：Clinical Dermatology, 5th ed：Mosby, 2009
- 注4 東京都感染症情報センター http://idsc.tokyo-eiken.go.jp/diseases/handfootmouth/
- 注5 東京都感染症情報センター http://idsc.tokyo-eiken.go.jp/diseases/herpangina/

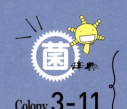

Colony. 3-11

黒死か国試か

ペスト菌
Yersinia pestis

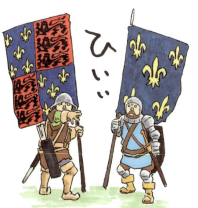

英仏百年戦争を中断させる程流行しました

ひぃ

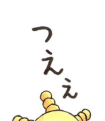

つえぇ

パンデミックといえば昔はペスト

　ペストの原因菌といえばペスト菌（*Yersinia pestis*）だが、『ペスト』といえば、アルベール・カミュの小説が有名である。フランス語では「ペスト」は"La peste（女性名詞）"。英語では"The Plague"で、「ああ、プラハでも流行したからなんかな」なんて思ったあなたはとても日本人。プラハ（チェコ共和国の首都）は、"Prague"です。え？　そんなアホな間違いする奴がいるのかって？　はい、僕は最初そう勘違いしていました。ちなみに、日本語の「ペスト」は、ドイツ語の"Die Pest"から。

　パンデミック（世界的流行）といえば現在ではインフルエンザだが、昔はペストのことだった。記録に残っている最初のペスト・パンデミックは6世紀のこと。

エジプトで発生したペストはそのまま地中海に広がり、東ローマ帝国を襲ったのだった。二度目のパンデミックは14世紀で、ヨーロッパ全土をペストが襲い、ヨーロッパ人口は2～3割ほども減ったのである。その頃がどんな時代だったのかというと……『純潔のマリア』[注]を御覧ください。

ペスト菌を発見したのは、アレクサンドル・イェルサン（Alexandre Yersin）という細菌学者で、菌名の由来にもなっている。グラム陰性桿菌である。野ネズミなどの動物がレザボア（保有動物）で、これをノミが刺し、そのノミが人を噛むことで感染が成立することが多い。中世ヨーロッパは下水道も整備されておらず、非常に不衛生であった。ネズミやノミが繁殖しやすく、それがペスト流行の温床となったのである。

今も世界各地で発生する「黒死病」

ノミに噛まれて感染が成立すると、噛まれた四肢の領域リンパ節が腫脹する。非常に大きく痛々しく腫れるのが特徴だ。これを「腺ペスト（bubonic plague）」という。昔はリンパ節のことを内分泌腺だと思っていたからこう呼んだのだ。その後肺血症を起こし、肺に感染が成立すると肺炎を起こす。これを「肺ペスト（pneumonic plague）」という。

感染管理的には、腺ペストはヒト―ヒト感染しないのだが、肺ペストになると咳をして飛沫感染し、人間同士で（ネズミを介さず）流行が広がる。だから隔離が必要になる。同じ菌でも振る舞いによっては対応策は異なる（これは結核なんかでも同じ）。

ペスト菌が感染した組織では炎症とともに微小血栓が形成され、血流が途絶える。組織は壊死し、手足などが真っ黒になる。これが「黒死病（the Black Death）」と呼ばれる所以だ。医学生が苦痛を被っているのは、単なる"国試病"である。

「"手足が真っ黒になる"なんて見てきたようなことを……」と思う人もいるかもしれないが、見てきた。日本では稀有なペストだが、今でも世界のあちこちで発症しており、アメリカのような先進国でも西部ではときどき患者が発生する。僕が診た患者はアリゾナからの旅行者だった。

ちなみにちなみに、落語に「藪入り」という演目がある。日本でも昔はペストが流行していたので……おっと、ここから先は言わぬが花。三代目三遊亭金馬のものがお薦めで、You Tubeとかで観ることができる。

注　石川雅之著、good!アフタヌーンKC、講談社

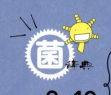

Colony. 3-12

治療のエビデンスがない四連球菌

エロコッカス
Aerococcus

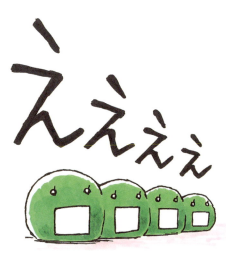

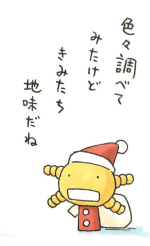

色々調べて
みたけど
きみたち
地味だね

A.ビリダンス

話題の菌は「エアロ」でなくて……

　ウソじゃありません。あの『戸田新細菌学 改訂34版』（南山堂、2013）にもちゃーんと書いてあります注1。

　最近、Aerococcus という菌の話題をよく耳にする。僕は「エアロコッカス」と呼んでいたのだが（普通そう呼ぶと思うけど）、本稿準備で調べたら、日本での名称は「エロ」だったことが判明した……というわけ。命名者は知っていてやったんじゃないか？……というのが岩田の仮説。

"Viridans" といっても streptococcus にあらず

　それはともかく、『戸田新細菌学』ではわずか4行しか割かれていないエロコッカス属だが、その中で臨床的に重要なのが、

Aerococcus urinae と *Aerococcus viridans*。Viridansといえば、streptococcusだが、あれはα溶血して培地が緑に見える菌の総称（viridans streptococci；緑色連鎖球菌）で、"Streptococcus viridans"という菌は存在しない。したがってviridans streptococcusは菌名ではなく、イタリックにしない。

　現在では、mitis、anginosus、salivarius、mutans、bovisのうち、前3者を"viridans"と呼ぶことが多い。anginosusは昔はmilleriと呼ばれていたが、膿をつくりやすいグループである。で、これらも全部菌名ではなく、グループ名であり、その中にいくつかの菌がそれぞれ含まれ、かつ肺炎球菌は実はmitisグループに属し……ああ、うっとうしい、ヤヤコチイ。

まれに尿路感染症や心内膜炎の原因に

　話をエロばな……いや、エロコッカスに戻す。臨床現場ではほとんど見ることがないエロコッカスだが、「たまには」見ることがあるのがやっかいだ。しかも、心内膜炎のような治療しにくく面倒くさい病気の原因にもなるため、油断はできない。

　エロコッカスは、viridans streptococcusや腸球菌に形態上は似ているが、四つの菌が連なっているのが特徴だ（四連球菌；tetrad）。

　A. urinae は PYR（L-pyrrolidonyl-β-naphthylamide）検査陰性で、LAP（leucine aminopeptidase）陽性。*A. viridans* は逆で、PYR陽性でLAP陰性である。ちなみにPYRもLAPも両方陽性になるのが腸球菌。*A. viridans* は嫌気条件下では生えにくいのも特徴だ[注2]。

　"Urinae"はurine＝尿の意味で、*A. urinae* は尿路感染症の原因となる（*A. viridans* もだけど）。

　また、両者は心内膜炎の原因となることもまれにあるので、血液培養が陽性になった時は要注意だ。エロコッカスによる心内膜炎は死亡率も高いという[注3, 4]。

　ペニシリン、ペニシリンとアミノグリコシド併用、セフォタキシムなどで治療することが多いが、確立された治療のエビデンスなどはない。この菌を見つけたら専門家に相談したほうがよいだろう。

[注1] 中山浩次：レンサ球菌：吉田眞一、柳　雄介ほか（編）：戸田新細菌学 改訂34版：南江堂、p256、2013
[注2] Geraldine S et al：Medical Bacteriology, In. McPherson and Pincus：Henry's Clinical Diagnosis and Management by Laboratory Methods, 22nd ed：p1087, 2011
[注3] Chen LY, Yu WC et al：J Microbiol Immunol Infect 45：158-160, 2012
[注4] Alozie A, Yerebakan C et al：Heart Lung Circ 21：231-233, 2012

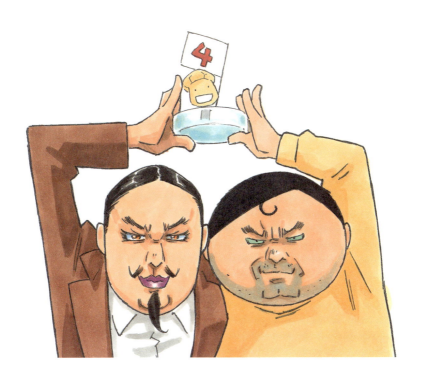

第

4

培地

Colony. 4-1

偽膜性腸炎の原因菌

クロストリジウム・ディフィシル
Clostridium difficile

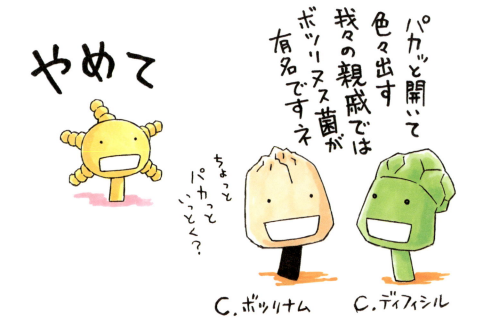

　クロストリジウム・ディフィシル（*Clostridium difficile*；CD）は厄介な菌である。嫌気性グラム陽性桿菌で、いわゆる偽膜性腸炎の原因菌なのだが、偽膜性腸炎は抗菌薬関連下痢症（antibiotic associated diarrhea；AAD）という、より大きな概念の中に含まれている。CDが原因でもないAADもあるよ、というわけだ。また、CDも下痢のみならず、発熱や腹痛など多彩な臨床像を持つことが近年分かってきた。そこで、クロストリジウム・ディフィシル感染症（CDI）と、より包括的な概念にまとめられるようになった。要するに偽膜性腸炎は、AADの中にもCDIの中にも含まれ、AADとCDIは重なるところもあるけど、同義に

はあらず……ってことです。

難しい診断もようやく進歩

もともと偏性嫌気性菌は培養が難しいが、特にCDは培養しづらい。"difficile"とは培養が「難しい」という意味なのだ。抗菌薬曝露を受けると菌交代現象が起きてCDIが発症しやすくなる。昔はクリンダマイシンが最大のリスクといわれていたが、現在では同様に、キノロン系やセフェム系抗菌薬もリスクが高いといわれている。ただし、ぶっちゃけどの抗菌薬でもCDIを起こす可能性はあり、抗菌薬曝露がなくても水平感染からCDIを発症することもある。その水平感染はしばしば、発症患者以外から伝播していることが、最近のゲノムシークエンシングを使った研究で明らかになっている[注1]。要は、ますます厄介な存在であることが分かってきたのだ。

培養が「難しい」ので、従来CDIの診断は難しかった。日本では「C.D. チェック・D-1」というグルタメート・デヒドロゲナーゼを検出するアッセイを用いてきたが、感度・特異度ともにイマイチで、診断検査としてはぱっとしなかった[注2]。その後、CDがつくるトキシンを検出するアッセイが導入されたが、CDがつくるAとBの二つのトキシンのうち、トキシンAしか検出できなかった。6％程度のCDはトキシンBしか産生しないため、ここでも見逃しが問題となる[注3]。A、B両方のトキシンが検出可能な検査はここ5年ほどのことである。

治療のほうも大変だ。日本ではメトロニダゾール（フラジール®）の適応疾患が少なく、トリコモナス膣症などにしか使えなかった。CDIに使えるようになったのはなんと2012年からだ[注4]。

CDI治療には多くの課題

それまでは経口バンコマイシンしか治療の選択肢がなかったのだが、ここで混乱が生じる。日本では以前から「MRSA腸炎」というAADの存在が提唱されていた。しかし、その多くはCDの検査でひっかからず、経口バンコマイシンで改善してしまうCDIではなかったか、という異論があるのだ。検査や治療の不備が、問題の混乱に拍車をかけたのだ[注5]。

現在でも、経口摂取ができない時の治療薬（メトロニダゾール点滴薬）がないなど、日本におけるCDI診療環境はよろしくない。CDIは入院患者によく出るコモンな合併症なので十全に診断・治療できるような体制を早くとるべきだ。

注1 Eyre DW, Cule ML et al：N Engl J Med 369：1195-1205, 2013
注2 加藤はる：JARMAM 20：45-46, 2009
注3 Kikkawa H, Hitomi S et al：J Infect Chemother 13：35-38, 2007
注4 Rogers BA, Hayashi Y：Int J Infect Dis 16：e830-e832, 2012
注5 http://www.theidaten.jp/journal_cont/20110303J-25-2.htm

Colony. 4-2

熱が上がって下がっての繰り返し

ボレリア・ミヤモトイ
Borrelia miyamotoi

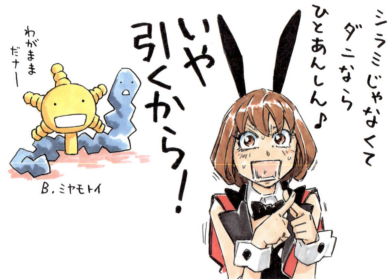

ぱっとしない インフルエンザ……？

Borrelia miyamotoi はその名が示唆する通り、日本で発見された菌である[注1]。1995年に90年代に見つかったこの菌が近年注目されているのは、人間にも病気を起こすと分かったからだ。2011年にロシアで症例報告があり、13年にはアメリカでも患者が発生した[注2〜5]。

回帰熱は、怪奇熱ではない。熱が上がり下がりを繰り返すから回帰熱。原因菌はスピロヘータ（らせん菌）であり、一番有名なのは、*Borrelia recurrentis* である。こちらはコロモジラミを介してヒトからヒトへ感染する。ちなみに最近、*B. recurrentis* はアタマジラミからも感染することが判明した[注6]。人間に感染するシラミには、アタマジラミ、コロモジラミ、ケジラミと3種類あり[注7]、ケジラミ症は基本的に性感染症であり……と、だんだん読者に引かれている気がするので

この話はここまで。

これに対し、*B. miyamotoi*はダニ媒介なので、ダニ媒介性回帰熱（tick-borne relapsing fever；TBRF）とも呼ばれている。

アメリカはもともとライム病やアナプラズマ症、バベシア症といったダニ媒介性感染症が多い。そこにさらに*B. miyamotoi*によるヒト感染症も発見されたため、ダニ刺傷後のアプローチがさらにややこちくなった。

*B. miyamotoi*感染症の臨床症状としては発熱、頭痛、筋肉痛といった、ぱっとしない症状である。実は、回帰熱に至るのは患者の1割程度で、ほとんどがインフルエンザ様症状しか示さない。ライム病に特徴的な"矢の的"チックな遊走性紅斑も1割未満の患者のみ。というと軽症な印象を与えてしまうが、意識障害や歩行障害といった中枢神経症状を起こすこともある。診断はPCR法などの遺伝子検査で、ドキシサイクリンなどの抗菌薬で治療する。

日本ではまだ感染例報告なし

日本では、まだ*B. miyamotoi*のヒト感染例は報告されていない。が、過去にライム病が疑われた患者検体の再検討で、2検体から*B. miyamotoi*のDNAが検出された[注8]。臨床症状が「ぱっとしない」ので見逃されている可能性もある。

日本におけるベクター、シュルツェマダニ（*Ixodes persulcatus*）のいる北海道、本州中部地方山間部に春から秋の間に入り、熱の出た患者がいれば本感染症を考える必要がある。熱が出たり消えたりを繰り返したらなおさらだ。

ちなみに、熱が出たり引いたりする病気は回帰熱のほかホジキン病などが有名だが、臨床現場で一番見るのは、肝膿瘍や感染性心内膜炎などに漠然とフ○モックスやク○ビットを使っている医原性回帰熱である。いや、これこそ怪奇熱か。

注1　国立国際医療研究センター病院国際感染症センター　忽那賢志先生の発表から http://www.slideshare.net/kutsunasatoshi/b-miyamotoi
注2　Platonov AE, Karan LS et al：Emerg Infect Dis 17：1816-1823，2011
注3　http://idsc.nih.go.jp/iasr/32/382/fr3822.html
注4　http://www.cdc.gov/ticks/miyamotoi.html
注5　Krause PJ, Narasimhan S et al：N Engl J Med 368：291-293，2013
注6　Boutellis A, Mediannikov O et al：Emerg Infect Dis 19：796-798，2013
注7　関なおみ：時間の止まった家　「要介護」の現場から：光文社、2005
注8　http://www.nih.go.jp/niid/ja/relapsing-fever-m/relapsing-fever-iasrd/3881-pr4046.html

---

＊謝辞　ボレリア・ミヤモトイは、国立国際医療研究センター病院国際感染症センターの忽那賢志先生のご発表を参照しました。この場を借りて御礼申し上げます。

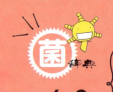

菌辞典 Colony.4-3

メラニン色素を含む黒色真菌

フォンセカエア・ペドロソイ
Fonsecaea pedrosoi

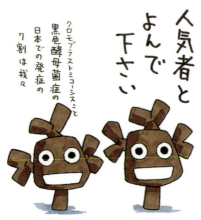

人気者とよんで下さい

クロモブラストミコーシスこと黒色酵母菌症の日本での発症の7割は我々

F.ペドロソイ

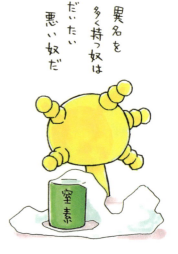

異名を多く持つ奴はだいたい悪い奴だ

窒素

　Fonsecaea pedrosoi は環境中にユビキタスに（普遍的に）存在する真菌である。細胞壁にメラニン色素を含むため黒いコロニーを形成する、黒色真菌と呼ばれる真菌の一つである[注1]。*F. pedrosoi* はクロモブラストミコーシス（chromoblastomycosis）の原因となる。それにしても今回はアルファベットにしてもカタカナにしても読みにくいトピックです。お覚悟、お覚悟。

ある時は○○、またある時は××……

　クロモブラストミコーシスの最初の報告は1911年、ブラジルはサンパウロからである。慢性の皮下病変から色素沈着を伴う真菌が検出されて、本疾患の存在が明らかになった。その後、新大陸では

同様の報告が続いていたが、1927年にアルジェリアのパスツール研究所からも症例が報告され、「旧大陸」でもその存在が証明される[注2]。日本でも数は少ないが症例が報告されている[注3]。基本的に途上国に多い疾患だが、先進国では日本からの報告が多い。湿気の多い暑い地域で見つかることが多いからだろうか。

本疾患にはいろいろな別名があり、黒色ブラストミコーシス（black blastomycosis）、いぼ状皮膚炎（verrucose dermatitis）、あり塚（anthill）、皮膚クロモブラストミコーシス（cutaneous chromoblastomycosis）、クロモミコティックいぼ状皮膚炎（chromomycotic verrucose dermatitis）、ブラストミコティックいぼ状皮膚炎（blastomycotic verrucose dermatitis）、ペドロソ病（Pedroso's disease）、フォンセカ病（Fonseca's disease）と多羅尾伴内も顔負けの多名ぶり。読んでいる方も大変だと思うけど、書き写すこっちも大変です。

下腿にカリフラワー状の皮膚症状

ちなみに、Pedrosoとはサンパウロで最初に本疾患を報告した人の名前。Fonsecaといえば、僕的にはウルグアイとナポリ、共に水色のユニフォームでプレーしたダニエル・フォンセカだが、そんなことはどうでもよいですね。どうもブラジルの真菌学者の名らしいのだが、ご存じの方がいたら教えてください。

クロモブラストミコーシスの臨床症状は、慢性のいぼというか、カリフラワー状の皮膚症状が出るのが特徴で、特に下腿に発生する。最初は火傷かがんのように見えてしまうが、実は感染症というやつである。カンボジアで1例見たことがあるが、最初は「なんじゃこれ」って感じだった。最近はオープンアクセスの論文が多く、そこで写真を見ることができる[注4、5]。皮膚生検の病理所見でMedlar bodyを肉芽腫性病変に見出せば診断できる。その他、*F. pedrosoi*は副鼻腔炎や角膜炎、ときに膿瘍を起こすこともある。治療は内科的にフルシトシン（5-FC）やイトラコナゾール、テルビナフィンなどの内服、液体窒素、外科的治療などである[注2]。

注1 下川修：皮下真菌症の原因菌：吉田眞一、柳 雄介ほか（編）：戸田新細菌学 改訂34版：南山堂、pp762-764、2013
注2 López Martínez R, Méndez Tovar LJ：Clin Dermatol 25：188-194, 2007
注3 Ito K, Kuroda K et al：Bull Pharm Res Inst 68：9-17, 1967
注4 Yap FB：Int J Infect Dis 14：e543-e544, 2010
http://www.sciencedirect.com/science/article/pii/S1201971209003117
注5 Troncoso A, Bava J：N Engl J Med 361：2165, 2009
http://www.nejm.org/doi/full/10.1056/NEJMicm0807060

糸状にも酵母にもなる二型性
エンモンシア・パスツリアナ
Emmonsia pasteuriana

Colony. 4-4

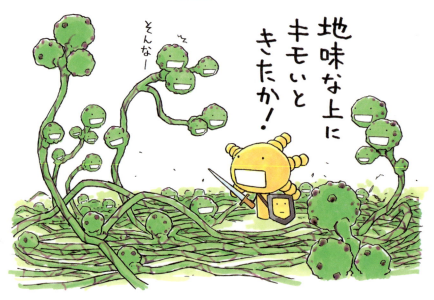

Emmonsia は表裏のある奴…!?

「なにそれ？」な菌が続きます。

　地球は広い。感染症の世界は深い。21世紀になっても、まだまだ人間が知らなかった感染症が発見される。HIV感染や免疫抑制剤などの影響で、これまで「病原性のない」とされていた「弱毒菌」までが人間に病を起こすようになる。ほんと、この業界は飯の食い上げにはなりませぬ。

　サハラ砂漠以南のアフリカ大陸は、世界最大のHIV/AIDS蔓延地帯である。HIV/AIDSもさることながら、その細胞性免疫抑制によって起きる日和見感染が問題である。アフリカの病原体は他の地域とは異なるデモグラフィクス（人口統計学的属性）を持つと考えられるからだ。

エンモンシア属（*Emmonsia*）は二形性真菌である。「二形性」というのは温度によって糸状菌になったり酵母菌になったりする表裏のある奴……いやカビのことで、自然界、土壌（つまり低温状態）では糸状菌（糸みたいにヒラヒラした菌）であり、感染対象の中（つまり高温状態）では酵母状（テラテラしている）である。

二形性真菌で特に有名なのは、*Histoplasma capsulatum*、*Coccidioides immitis*、*Blastomyces dermatitidis*、*Paracoccidioides brasiliensis*、それから*Penicillium marneffei*の五つであり、いずれも免疫抑制者を中心に播種性感染を起こすのが特徴だ。以前やったスケドスポリウム（76ページ）は有性生殖と無性生殖の二つの増殖型があるので、二形性真菌とは別である。混乱せぬよう。

アフリカのAIDS患者で感染が判明

*Emmonsia parva*はアメリカ南西部、オーストラリア、東ヨーロッパに土着であり、ときに人間の病気の原因になる。*E. crescens*も人から検出され、両者はアジアスピロミコーシス（adiaspiromycosis）という呼吸器感染症の原因になる。

さて、今回の*E. pasteuriana*であるが、1人だけ、イタリアの進行AIDS患者で病気の原因となったことが報告されているが[注1]、これは例外中の例外、というわけでその存在は忘れられていた。つい最近まで。

ところが、南アフリカ共和国ケープタウンの病院で、AIDS患者の徹底的な調査を行った結果、2003～11年に13人の患者が*E. pasteuriana*感染を起こしていたことが判明した[注2]。すべて20～30代の患者で、男性8人、女性5人であった。男性同性愛者がHIV/AIDS患者のほとんどを占める日本と異なり、アフリカでは女性患者も多いのである。CD4陽性T細胞数は10～44ということで、細胞性免疫はズタズタになっている。全身に皮膚病変を伴っていることが特徴で、これは免疫抑制者の播種性真菌感染に共通して見られる特徴だ。予後は意外に良く、3人の患者が死亡し1人がフォローアップから抜け落ちてしまったが（lost to follow-up）、残りの患者は抗真菌薬と抗HIV治療で回復、外来で診療を受けているという。

というわけで、僕ら感染症屋は未来永劫勉強を継続しなければならない運命にあるのだ。これを「とほほ」と捉えるか、退屈知らずの楽しさと感じるかで、この業界に向いているかが分かりまっせ。

注1　Gori S, Drohuet E et al：J Mycol Med 8：57-63, 1998
注2　Kenyon C, Bonorchis K et al：N Engl J Med 369：1416-1424, 2013

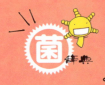

Colony. 4-5

暑い地方の植物につく真菌

エクセロハイラム・ロストラタム
Exserohilum rostratum

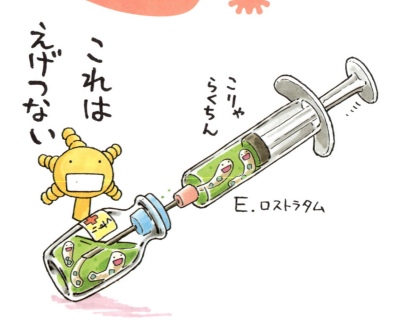

　カビというのは思いもよらぬところから生えるものである。そのセレンディピティが偉大なる医学的発見をもたらすこともある。アレクサンダー・フレミングがペニシリンを発見したのも、そういう偶然、セレンディピティの賜物であった。

　とはいえ、カビが生えるのは大抵困ったシチュエーションだ。ちなみに、パンに生えた青カビはカビの部分だけ削り取ってもだめですからね。肉眼的には見えなくても菌糸はずっと向こうまで伸びていますから。「このパンももう終わりじゃ」と『風の谷のナウシカ』よろしく、覚悟を決める必要があります。まあ、実際にはカビの生えた食べ物を食べても、何も起きないことも多いんだけど（起きないという保証にあらず）注1。

　さて、パンに青カビくらいならまだ可愛いものだが、とんでもないところにとんでもないカビが生えると、話はシャレ

で済まなくなる。

不思議な髄膜炎の原因微生物

アメリカで2012年9月以降、院内発症の髄膜炎で、硬膜外注射後などに発症するという不思議な髄膜炎が流行した[注2,3]。原因微生物はいろいろだったが、多くは真菌であった。

これは汚染された注射用メチルプレドニゾロンが原因と判明し、その最大の原因微生物がエクセロハイラム・ロストラタム（*Exserohilum rostratum*）であった。

E. rostratum は1970年代にカート・レオナードによって発見された、暑い地方の植物にくっついている真菌である[注4]。トウモロコシなどの穀物の病原体として知られていたが、この菌が注射用ステロイドの三つのロットに紛れ込んでしまったために、医原性の髄膜炎アウトブレイクが起きてしまったのである。ロット汚染の原因はいまだはっきりしていないが、配合薬局内で汚染は起きたようだ[注3]。

もっとも、*E. rostratum* は人への病原性は弱い。今回も1万人以上の人が汚染されたステロイド注射を受けたが、実際に発症したのは328人のみであり、うち265人が中枢神経系の感染症であった（*E. rostratum* が検出されたのは96人で、その他の患者は他の真菌による感染）。髄膜炎以外にもクモ膜炎、脳卒中、硬膜外膿瘍などが発症している。

とはいえ、このアウトブレイクは「たいしたことがない」と片付けてよいものでもなかった。本アウトブレイクで26人が死亡したが、最大の死因は脳卒中であった。

最も重要なのは再発を防ぐこと

E. rostratum には種々の抗真菌薬が効くようだが、本アウトブレイクでもほとんどの患者が抗真菌薬で治療されていた[注2]。今後、研究が進んで最適な治療法の確立が望まれる……ではなく、このような事態の再発を防がなきゃいけない。

医薬品が安全に使用できることを、僕らは当然のこと、所与のものとしているが、完全なる安全性の保証というのは難しいものだ。硬膜移植のクロイツフェルト・ヤコブ病しかり[注5]、気管支鏡汚染による感染しかり[注6]。医療安全には不断の努力と工夫が必要なのである。

- 注1 http://edition.cnn.com/2009/HEALTH/08/11/food.safety/
- 注2 Chiller TM, Roy M et al：N Engl J Med 369：1610-1619, 2013
- 注3 Smith RM, Schaefer MK et al：N Engl J Med 369：1598-1609, 2013
- 注4 http://blogs.scientificamerican.com/artful-amoeba/2012/11/12/just-what-is-exserohilum-rostratum/
- 注5 http://www.nanbyou.or.jp/entry/240
- 注6 Kirschke DL, Jones TF et al：N Engl J Med 348：214-220, 2003

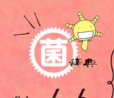

Colony. 4-6

亜熱帯地域の土壌や
水の淀んだ場所に

バークホルデリア・シュードマレイ
Burkholderia pseudomallei

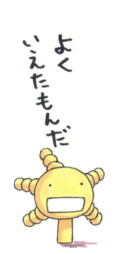
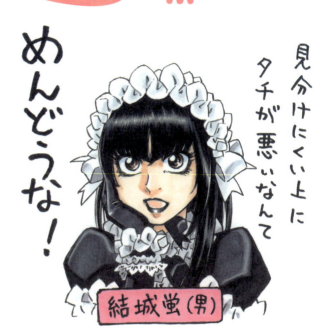

類鼻疽という病気がある。鼻疽、すなわち鼻の皮膚病という意味だが、それに似ているから、「類」鼻疽。鼻疽菌は *Burkholderia mallei* というが、鼻疽そのものは基本的にはウマなど動物の感染症である。

類鼻疽の原因菌は *Burkholderia pseudomallei*。"Pseudo" というのは「〜っぽい（けど違う）」という意味。た

だし、英語では鼻疽は glanders、類鼻疽は melioidosis だから、だいぶ違う。メリオイドーシスとはギリシャ語で、"melis" は鼻疽とかロバの罹る似たような病気の総称らしい。"eidos" は「〜に似た」の意味である。

B. pseudomallei は1911年、ビルマ（現在のミャンマー）で死亡した「鼻疽っぽい」患者から初めて検出された。当初は

Bacillus pseudomallei と名付けられたが、ほどなく *Pseudomonas pseudomallei* と改名、93年より現在の名前となった。

結核菌に似た「時限爆弾」!?

B. pseudomallei は亜熱帯地域の土壌とか水の淀んだ場所から検出される。特に多いのがタイ北東部と北部オーストラリアで、ここで起きる市中感染症の最大の原因だったりするから、怖い怖い。その他、南アジア、東南アジア全域、中米、南米北部（要するにベネズエラやエクアドル、コロンビア辺り）などでも本菌は見つかっている。日本の土壌にはいないと考えられていて、日本での症例報告はいずれも輸入例だ（2014年4月の原稿執筆時点で10例の報告あり）。僕が定期的に訪問しているカンボジアでも類鼻疽を何例か経験した。

基礎疾患のない健常者が感染するとほとんどが不顕性感染になるといわれ、重症化するのは典型的には糖尿病患者とかステロイド内服者といった免疫抑制のある者だ。急性の肺炎として発症することもあれば、敗血症、骨髄炎、関節炎、皮膚感染症とあれやこれやの感染症を起こす。

また、慢性的な経過をとり、結核と区別がつきにくいこともある。肺に空洞病変をつくることもあるので、結核の多いカンボジアではかなり厄介である。僕が経験したのもこうした「結核ミミック」であった。元々 *B. pseudomallei* は細胞内寄生性という結核菌と同じ性質を持っているため、結核同様、潜伏感染、再活性という経過をたどることもある。ベトナム戦争で本菌を吸入したアメリカ兵たちが、帰国後に類鼻疽を発症し、「ベトナムの時限爆弾」なんて呼ばれたこともあるそうだ。あと、津波や洪水の後で類鼻疽の発症が増えるともいわれている。

治療はセフタジジム、メロペネム、イミペネムなどに加え、ST合剤を併用することが多い。その後ST合剤を何カ月か維持療法として用いる……が、再発することもまれではない。

問題：結核もどきの病気いくつ言えますか？

ところで、肺に空洞をつくり、「結核かな？」と思っても結核じゃない病気、皆さんはいくつ言えますか？ 5個言えれば合格、10個言えれば素晴らしいです[*]。

参考文献
倉田季代子、成田和順：モダンメディア59巻8号：216-222、2013

[*] 【解答例】 非定型（非結核性）抗酸菌感染症、肺吸虫症、ノカルジア症、サルコイドーシス、ウェゲナー肉芽腫症、肺がん、慢性肉芽腫性アスペルギルス症、ヒストプラズマ症、肺化膿症、類鼻疽……もちろんもっとたくさんあります！
Gadkowski LB, Stout JE：Clin Microbiol Rev 21：305-333, 2008

Colony. 4-7 アルコバクター・ブッツレリ
たまに見ることもアルコバクター…
Arcobacter butzleri

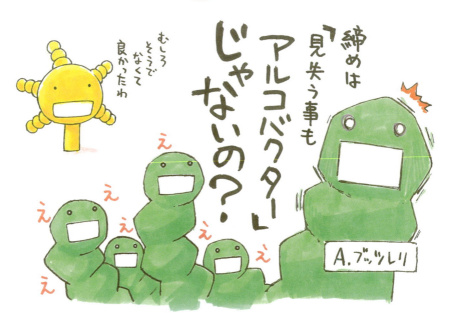

　今回はアルコバクター・ブッツレリ（*Arcobacter butzleri*）である。なぜ、この菌かって？　もちろん、語感に惹かれたんです、ブッツレリ……。

　アルコバクターはもともとカンピロバクター属に分類されていたが、1991年にVandammeらによって、「アルコバクター属」という新しい属名に分けるよう提唱された[注1]。翌92年、*Campylobacter butzleri* も *Arcobacter butzleri* と改名された。*A. butzleri* は後にカンピロバクター並みの病原性を持つことが分かり、近年注目されるようになった。こんな菌もアルコバクター……。

国内では鶏肉やシーフードから検出

　アルコバクター属菌は、無症候のまま

でヒトの腸管から検出されることもあれば、腸炎を起こしたり、菌血症、心内膜炎、腹膜炎の原因にもなっている。

アルコバクター属菌による下痢は水溶性の下痢であり、しばしば出血性の下痢を引き起こすカンピロバクター・ジェジュニ（*C. jejuni*）のそれとは異なる症状を示す。

また、アルコバクター属菌はイタリアでは小児の間でアウトブレイクを起こしている。南アフリカ、ベルギー、フランスで下痢便から見つかる「カンピロバクター様」の細菌の中で、*A. butzleri*はかなりよく検出される病原体であった。特に近年では、メキシコへの旅行者の下痢の原因として注目されている。他にもチリ、香港、台湾、ドイツ、オーストラリアから症例報告があり、世界中に分布していることが推察される。

日本では症例報告こそ少ないが、国内の牛肉、豚肉、そして特に鶏肉からよく検出されている[注2]。真水（川の水など）や海水からも検出されており、貝などのシーフードも感染源となっているようだ。

また、アルコバクター属菌は動物にも病気を起こす人獣共通感染症（zoonosis）の原因菌でもある。すなわち、ネコやイヌなどの動物（ペットなど）から感染する可能性が示唆されている。野生動物がアルコバクター属菌のベクター（媒介者）としてどのくらいヒトにインパクトを持つものかは全く分かっていない。

抗菌薬治療は原則不要

アルコバクター感染症の治療薬もよく分かっていない。感受性試験も標準化されておらず、どの抗菌薬がよいかは詳細不明である。しかし、多くの*A. butzleri*はクリンダマイシン、アジスロマイシン、シプロフロキサシン、メトロニダゾール、セファレキシン、ST合剤などに耐性を示すことが分かっている。アンピシリン、テトラサイクリンなどがよい、というin vitroのデータはあるが、実際の患者に何を使えばよいのかは全く不明である。もっとも、*A. butzleri*による下痢症は、自然に治癒することが多く、抗菌薬治療は原則不要である。これはカンピロバクターも同様である。多くの抗菌薬は、それ自体が下痢の原因となる。腸炎に抗菌薬を使い、「菌は死ぬが下痢はひどくなった」という患者をしばしば見る。もちろん、医者の仕事は病気を治すことで、菌を殺すこと「そのもの」ではない。目的を見失わないことは大切だが、しばしば見失っているなあ。

[注1] Collado L, Figueras MJ：Clin Microbiol Rev 24：174-192, 2011
[注2] Kabeya H, Maruyama S et al：Int J Food Microbiol 90：303-308, 2004

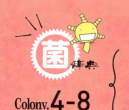

Colony. 4-8

「見えている」のに生えてこない時は

マイコバクテリウム・ジェナベンゼ
Mycobacterium genavense

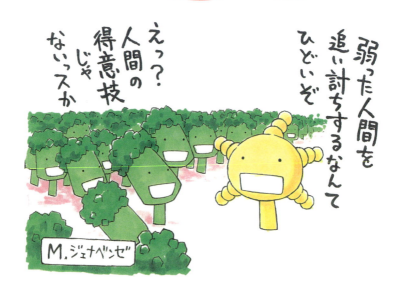

エイズ患者に病気を起こすよく分かんない抗酸菌!?

　マイコバクテリウム・ジェナベンゼ（*Mycobacterium genavense*）は、非結核性抗酸菌（non-tuberculous mycobacteria；NTM）である。1990年にThe New England Journal of Medicineで「エイズ患者に病気を起こすよく分かんない抗酸菌」として報告され[注1]、さらに92年にはThe Lancetでも18例のHIV感染者の病原体として報告され[注2]、ここで*M. genavense*という名前を与えられた。90年の報告がジュネーブ（Geneva）からだった、というシンプルな理由だが、ジュネーブだったらgenavenseではなく、genevanseになると思うんだけどなあ……。命名したBöttgerらによると、なんでもラテン語ではGenevaではなく、Genavaなんだって。さよですか。スイスではこの菌がよく見つかり、HIV感染者ではMAC

（*Mycobacterium avium* complex）の次によく見つかる非結核性抗酸菌である。

ちなみにちなみに、バジルと松の実を使った美味なるパスタソースはジェノベーゼ・ソースだが、あれはジュネーブとは関係なくて、ジェノバ（ジェノアともいう）、すなわちイタリアのソースでGenovese sauceと書く。さらにさらに、ジェノベーゼ・ソースを使ったパスタは現在ではもっと南にあるナポリの名物料理だ。ルネッサンスの頃ジェノバからナポリにもたらされたそうな。ナポリといえばマラドーナ、ジェノアといえばカズなのはいうまでもない。

培養の味方、マイコバクチンJ！

NTMは結核菌と異なり、環境中に普遍的に存在し、水や動物などから検出される。健常人の腸管に定着していることもあり、めったに病気の原因にはならない。が、まれに免疫抑制者に対して重症感染症の原因となる。犬や鳥類など様々な動物にも病気を起こすことが知られている[3]。

*M. genavense*はHIV感染者や移植患者のような免疫抑制者に播種性感染を起こし、血液、尿、便などから検出される。が、他のNTMに比べて培養で生えにくいのが特徴だ。マイコバクチンJという物質を培地に足すことで培養されやすくなるが、それでも4カ月くらい培養を続けないと生えてこない。マイコバクチンJは*M. avium* subsp. *paratuberculosis*から分離された親鉄剤だが[4]、名前が戦隊ものっぽくってカッコ良すぎる。「行け！マイコバクチンJ！ 戦え！ 僕らのマイコバクチンJ！」って感じ。

抗酸菌染色で「見えている」のに培養で生えない時は本菌を考える。PCRなど遺伝子そのものを検索するのも一法だ。

治療方法については定見がないのだけれども、NTMによく用いるクラリスロマイシンやリファブチン、ストレプトマイシンなどが選ばれ、長期間用いられることが多い[5, 6]。

注1 Hirschel B, Chang HR et al：N Engl J Med 323：109-113, 1990
注2 Böttger EC, Teske A et al：Lancet 340：76-80, 1992
注3 Kiehn TE, Hoefer H et al：J Clin Microbiol 34：1840-1842, 1996
注4 Schwartz BD, De Voss JJ：Tetrahedron Letters 42：3653-3655, 2001
注5 Santos M, Gil-Brusola A et al：Patholog Res Int 371370：Published online Feb 19, 2014
注6 Charles P, Lortholary O et al：Medicine (Baltimore) 90：223-230, 2011

＊謝辞　本稿は大阪府立急性期・総合医療センター総合内科の大場雄一郎先生のプレゼンテーションにインスパイアされてつくりました。この場を借りて感謝申し上げます。

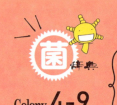

Colony. 4-9

慢性的な咳が治らない……

百日咳菌
Bordetella pertussis

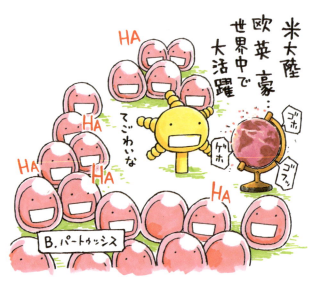

Bordetella pertussis はヒトにだけ感染するグラム陰性菌です。その名の通り「百日」近くも咳が止まらないというおっかない病気です。咳だけならよいのですが、それが悪化すると呼吸困難を起こします。かつて日本では毎年10万人あまりの人が百日咳にかかり、そのうちの1割が死に至っていました。英語で百日咳という病名はやはりpertussis。"per-"は「過度の」、"tussis"は「咳」のことです。

大学などで蔓延する「治らない咳」

1968年から三種混合ワクチン（DPT）が定期化され、百日咳の患者は激減します[注1]。しかし、70年代になってDPTの副作用が問題になり、DPTの定期接種は一時中止となりました。すると再び百日咳は増加し、死亡者も増えるなど再流行。80年代に副作用の少ない三種混合ワクチン（DTaP）に変更し、ようやく

百日咳の再流行は沈静化したのでした。なんかこういうストーリー、これまでに何度となく耳にしていますね。人間って同じ過ちを繰り返す生き物なのです。まあ、おんなじことはイギリスでも起きていますから、日本人特有の現象でもないみたいですけど[注2]。

じゃ、現在は百日咳の流行はないかというと、そんなことはありません。小児の時に接種したDTaPは小児の命を奪う百日咳を激減させました。しかし、ワクチンの効力は時間とともに失われていきます（waning）。青少年の頃になり、免疫力が失われていった時に発症する百日咳が世界的に増加しました。ワクチンの効果は若干残っているので、呼吸困難で死亡する例はほとんどありません。しかし、治らない咳が続く、という非常にうっとうしい病気になります。

若い学生などが、ずっとけほけほ咳をしていて、「抗生物質をもらっても治らなくて、クラスでも同じような咳があちこちに」…って病歴を聞いたらほとんど百日咳だと思ったほうがよいです。海外では青少年向きのTdapという追加接種が用いられていますが、日本ではもちろんファービハインドです。

百日咳の抗菌薬治療「ここがヘンだよ、日本人」！？

診断は、喀痰検査で百日咳菌を検出……できればよいのですが、これはなかなか検出されないのが現状です。以前は東浜株・山口株の百日咳抗体検査を行っていましたが、現在は百日咳菌毒素（PT）と線維状赤血球凝集素（FHA）に対するIgG抗体価をEIA法で測定します。ただし、FHAは他の菌やワクチンと、PTもワクチンとの交差反応があるため、理想的にはペア血清での上昇をもって診断します[注3,4]。が、診療現場ではこれは難しいですね。

急性の百日咳であれば、アジスロマイシンやクラリスロマイシンといったマクロライド系抗菌薬が効果があります。ただし、発症2週間後には抗菌薬の効果はほとんどなくなり、3週間後には他者への感染性もほとんどなくなります。治療という意味でも予防という意味でも、慢性咳嗽の治療に抗菌薬は意味がないってことです。

というか、慢性咳嗽はそれが肺がんだろうと、結核、後鼻漏、ACE阻害薬の副作用、喫煙だろうと、抗菌薬は効きません。「慢性咳嗽には抗菌薬は効かない」が原則ですが、なぜか必ず抗菌薬が出されるのが「ここがヘンだよ、日本人」なのです。

注1　宝樹真理：日本の百日咳の現状：予防接種：中山書店、pp116–118、2008
注2　Baker JP：Vaccine 21：4003–4010, 2003
注3　http://www.crc-group.co.jp/crc/q_and_a/146.html
注4　2017年現在はLAMP法も使用可

Colony. 4-10

百日咳菌のそっくりさん（悪質版）

ボルデテラ・ホルメシー
Bordetella holmesii

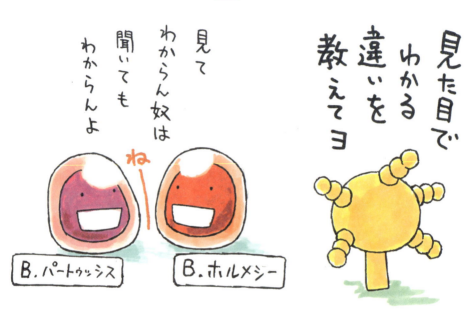

　*Bordetella holmesii*は1995年に初めてその名を知られた、比較的新しい微生物です。前稿（106ページ）の百日咳菌（*B. pertussis*）とよく誤同定されている、ちょっと困った菌で、PCR法などでは両者は区別がつかないことが多いです。

　しかし、*B. pertussis*が咳の病気、百日咳の原因であるのに対して、*B. holmesii*は咳嗽のみならず、侵襲的な菌血症、髄膜炎、心内膜炎、化膿性関節炎など、結構えげつない感染症の原因となります。特に、脾臓のない患者では菌血症を起こしやすいとされています。……かと思えば、健康な成人の喉から培養されたりもする、なんだか訳分かんねー系の細菌です。

名前の変遷も
なんだか訳分からない⁉

　1983年に米国疾病対策センター（CDC）が14例の症例をまとめており、これが*B. holmesii*に関する最初の臨床報告です。なんだか訳の分からない細菌で、その時はCDCノン・オキシダイザー・グループ2（CDC nonoxidizer group2；NO-2）というやはりなんだか訳分かんない名前を付けられていました。

　後に、DNA関連性の研究や16S rRNAの配列などから、この細菌が*Bordetella*属に属することが分かりました。で、95年になって"holmesii"という名前を付けたというわけ。

　"holmesii"はこの菌を研究したBarry Holmesというイギリスの微生物学者の名前を冠しています[注1]。シャーロックやマイクロフトと縁故関係にあるかは存じません。

Bordetella 感染症増加は
百日咳ワクチン改良から？

　実は*B. holmesii*の16S rRNA配列は*B. pertussis*と99.5％ピッタンコ同じなんだそうです。そりゃ、間違えるわけだわ、ですね。日本でも2010年から11年にかけての百日咳のアウトブレイクの時、その中に実際*B. holmesii*による咳症状のアウトブレイクが混じっていました[注2]。

　百日咳ワクチンは以前は副作用が多くて問題になった、と前回申し上げました。その副作用の多い全菌体ワクチン（whole cell vaccine）は他の*Bordetella*にも免疫機能を発動させたのだそうです。ところが、改良された副作用の少ない無細胞ワクチン（acellular vaccine）はこのような免疫能の交差作用はあまりないそうです。

　80年代以降、*B. holmesii*など百日咳以外の*Bordetella*による感染症の報告が相次いだのも、全菌体ワクチンで抑えられていたBordetella感染症が無細胞ワクチンで抑えられなくなったからだ、という、わりと説得力のある仮説があります。

　治療薬についてはまだよく分かっていませんが、百日咳の第一選択薬マクロライドは最小発育阻止濃度（MIC）が比較的高く、キノロンやカルバペネムは低いとされています。臨床的にはどうか、というと、うーん、よく分かんない、というのが現状です。

注1　Pittet LF, Emonet S et al：Bordetella holmesii：an under-recognized Bordetella species：Lancet Infect Dis 14：510-519，2014

注2　Kamiya H, Otsuka N et al：Transmission of Bordetella holmesii during pertussis outbreak, Japan：Emerg Infect Dis 18：1166-1169，2012

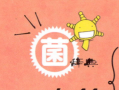

Colony. 4-11

そこに緑色の膿ができたなら

緑膿菌
Pseudomonas aeruginosa

弱い者いじめが得意な奴は君だけじゃないので驚かなくなってきた

アスペルギルスがよく言えたもんだ

P. エレギノーサ

　緑色の膿ができるから緑膿菌（*Pseudomonas aeruginosa*）である。当たり前な名称である。これは緑膿菌がピオシアニンとかピオベルジンなどの色素を分泌するからだ。独特の甘みを帯びたよい香りがするが、「よい」というのはあくまでも岩田の主観である。
　"Pseudomonas"は「間違った」とい う意味のギリシャ語 "pseudes" と、「単体」とかいう意味のギリシャ語 "monas" からできたラテン語だが、昔は「黴菌（ばいきん）」を意味していたらしい。"monas" は哲学者ライプニッツの「モナド（Monad）」、すなわち存在物の分析の先にある「分割できない実体」（という理解でよいのかな）と同じ語源だ。緑膿菌は黴菌

もどきと解釈されていたんだろうか。"aeruginosa" は「青銅色」というような意味だそうだ。

多くの抗菌薬で効果なし 弱いくせにたたきにくい!?

水環境や土壌に常在するこの菌は人への病原性が乏しく、健康な人にはほとんど何もしない。しかし、「弱いものには強い」イヤらしい性格をしており、免疫抑制者、特に好中球が減少した患者では激烈な敗血症の原因となる。嚢胞性線維症（cystic fibrosis）という日本ではまれな呼吸器疾患では、この菌が居着いて長い慢性の炎症を起こすことも知られている。

緑膿菌は穴（ポーリン孔）からの抗菌薬通過阻害能などもあり、多くの抗菌薬では効果がない。弱いくせに、たたきにくいのだ。よって、感染症初学者は「緑膿菌を殺せる抗菌薬リスト」を覚えて理解することから始めなければならない。こうした「緑膿菌に効く抗菌薬」がアミノグリコシド、キノロン、セフタジジム、セフェピム、アズトレオナム、ピペラシリン、ピペラシリン・タゾバクタム、カルバペネムなどである。

緑膿菌は薬剤耐性を獲得しやすい。AmpCβ-ラクタマーゼの過剰産生やESBLs、メタロβ-ラクタマーゼ産生、ポンプによる排出、キノロンのDNAジャイレース突然変異、外膜透過性の低下など、様々なメカニズムで薬剤耐性を獲得する[注1]。そのため、できるだけこうした「緑膿菌に効く抗菌薬」は無駄に使いたくない。緑膿菌に効く抗菌薬は、緑膿菌感染症を疑った時だけ使うのが感染症診療の原則です。安易に使っていませんか。

宇宙で実験 新構造のバイオフィルム形成

ところで、緑膿菌はバイオフィルムをつくることが知られている。カテーテルなどデバイスの内側で増殖すると、このバイオフィルムのために緑膿菌に抗菌薬が届かなくなり、感染治療に難渋する。

このバイオフィルム産生能の変化を宇宙空間で吟味する、という大胆な実験が2010〜11年、スペースシャトル・アトランティス内で行われた。なんと、宇宙空間では緑膿菌は通常では見られないくらい大量のバイオフィルムを形成し、その構造も従来見られないような新しい形であったという[注2]。

学問的には新たな発見である。ただ、この知見が将来の医学に何をもたらすのかについては、シャトル計画が頓挫した現在、全く予見できない。

[注1] Sun HY, Fujitani S et al : Chest 139 : 1172-1185, 2011
[注2] Kim W, Tengra FK et al : PLoS ONE 8 : e62437, 2013

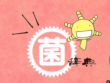

Colony. 4-12

新生児・乳幼児に粉ミルクから感染

クロノバクター・サカザキイ
Cronobacter sakazakii

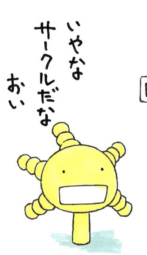

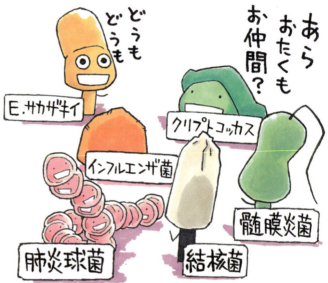

チーム髄膜炎のつどい

坂崎利一（1920〜2002）は腸内細菌科（Enterobacteriaceae）やビブリオなどグラム陰性菌の研究で高名な細菌学者である[注1]。Enterobacter sakazakii はその坂崎先生の名を冠した細菌だが、実際に発見したのは Farmer さんという CDC（アメリカ疾病対策センター）の研究者だ。1980年のことである。もともとは病院でよく見る E. cloacae だと思われていたが、遺伝子も表現型も異なるものだ、と後に判明、Enterobacter sakazakii と名付けられた後に（例によって）改名、Cronobacter sakazakii の名を冠せられた[注2]。

粉ミルク汚染で
小児感染症のリスクに

問題は、ここからである。

21世紀になり、この*C. sakazakii*が粉ミルク（乳児用調製粉乳）から新生児、乳幼児に対する感染の原因となり、場合によっては髄膜炎のような重篤な疾患の原因となることが判明した。世界保健機関（WHO）はこれを受けて、国際連合食糧農業機関（FAO）と共同声明を発表、*C. sakazakii*が粉ミルク汚染と小児感染症のリスクであることを表明したのである[注3]。

　日本の粉ミルクでも、検出頻度こそ低いものの本菌は検出されることが確認された。乾燥した粉ミルクでは通常の細菌は増殖不可能なのだが、*C. sakazakii*は生存が可能なのだそうだ。

　従来、粉ミルクの調乳には摂氏50℃の湯を使うことが推奨されていたが、これでは本菌の消毒効果は期待できない。そこで、WHOが摂氏70℃以上の高温の湯でミルクをつくるよう推奨し、日本の厚生労働省もこれを踏襲した。

　粉ミルクは牛の乳を濾過、脱脂、加熱殺菌、成分調整、乾燥させてつくるそうだが、厳密な品質管理を行っても完全なる無菌状態にすることは困難なのだ。食品安全や水の安全でもそうだが、微生物を駆除するというのはそう簡単ではないのである。

母乳と粉ミルク
属性に応じて使い分けて

　粉ミルクの安全が保証できないのなら、やっぱり母乳のほうが安全じゃんか、という話になりそうだが、そうとは限らない。HIV（ヒト免疫不全ウイルス）やHCV（C型肝炎ウイルス）といったウイルスは母乳を介して母子感染するし、麻疹、結核、単純ヘルペス感染などは授乳時に感染が成立する（ことがある）。耐性菌の伝播が授乳時に成立する可能性も否定できない[注4]。

　母乳にも粉ミルクにもそれぞれ長所と欠点があるわけで、感染症という属性ひとつとってみても、それぞれが一長一短である。母体と赤ちゃんの属性に応じて使い分ければよいのだ。イデオロギッシュにどちらかをこき下ろすのは成熟した大人の態度ではない。「選択肢がある」ということそのものが、素晴らしいことなのである。

注1　小池通夫：小児感染免疫 23：1-2、2011
注2　五十君靜信、朝倉宏：IASR 29：223-224、2008
注3　Joint FAO/WHO Workshop on Enterobacter Sakazakii and Other Microorganisms in Powdered Infant Formula. Executive Summary（http://www.who.int/foodsafety/publications/micro/summary.pdf）
注4　Heath JA, Zerr DM：Infectious Diseases of the Fetus and Newborn Infant 6th ed：1179-1205, 2006

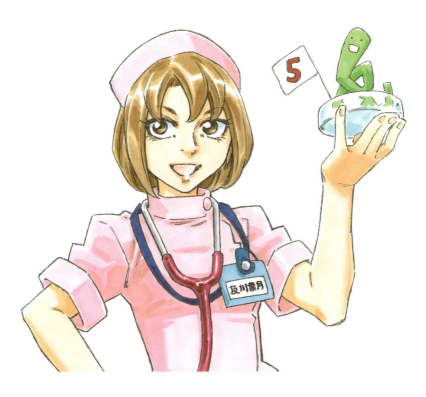

第

5
培地

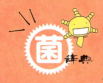

Colony. 5-1

見た目のエグさの割に痛くない

ラカジア・ロボイ
Lacazia loboi

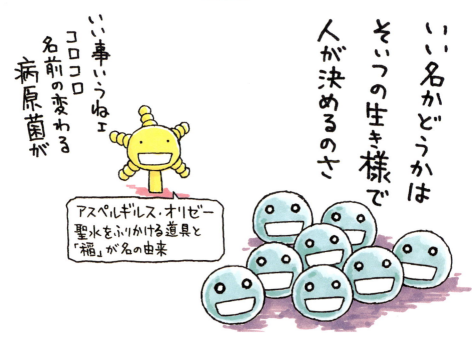

人工培地では生えない!?
ヘンテコ菌名の数奇な変遷

　Lacazia loboi とはずいぶんヘンテコな名前の微生物である。聞いたことがない、という感染症屋も多いのではないか。かくいう僕も、つい細菌まで……いや最近まで本菌の存在を知らなかった。

　本菌に関する記載は古く1930年まで遡る[注1、2]。Jorge Lobo氏がブラジルで人の皮膚・皮下感染症を報告し、この原因が真菌であることを主張した。皮膚病変を真菌培養に用いるサブロー培地で培養すると真菌が検出された。これが病気の原因と考えたLobo氏は本菌を *Glenosporella loboi* と名付けた。

しかし、実際にはこの菌は*Paracoccidioides brasiliensis*という既知の二形性真菌だったことが後に判明する。皮膚病変を起こした微生物のほうは人工培地では生えないため、別の菌が間違って検出されたようなのだ。後にこの「見つからなかった菌」は*Paracoccidioides loboi*と名付けられ、その皮膚病はlobomycosisと名付けられた。なんかかっこいいネーミングですね。ロボマイコーシス。

　ところが、新しい真菌名を付ける時は英語だけでなく、ラテン語による記載も必要なのである。これを欠いていたため、*P. loboi*という名称は正式ではない、という批判が起きた。96年になってCarlos da Silva Lacazさんという別のブラジル人がラテン語を併記した正式記載でもって本菌を命名した。これが認められ、本菌は*Lacazia loboi*と名付けられるに至ったのである。Lacazさんも抜け目なく自分の名前を菌に入れ込んだわけで、ちゃっかりしてやんな、って感じである。ちなみにLacaz先生は「フォンセカエア・ペドロソイ」（94ページ）に出てきたFonseca先生の共同研究者だ。世界は狭いのである。

まんまるな菌が連なってまるで真菌界の連鎖球菌

　*L. loboi*は普段は土壌や水に生息しているのだが、皮膚の傷から人間に感染すると、そこで特異的な潰瘍性皮膚病変を生じる。色素沈着を伴うケロイド様の病変の中に潰瘍が生じるが、見た目のえぐさの割には痛くないのが特徴である。皮膚リーシュマニア症（原虫感染症）やハンセン病（抗酸菌感染症）、パラコクシジオイドミコーシス（paracoccidioidomycosis）のような他の皮膚真菌感染症と間違えやすいため、診断はなかなか正確になされないことが多い。

　ただし、paracoccidioidomycosisの場合は仮性菌糸が菌体よりも小さく、昔のマンガでぶん殴られた人にできるたんこぶみたいに見えるのに対して、*L. loboi*の場合は同じ形のまんまるな菌が連なっているのが特徴である。真菌界の連鎖球菌みたいな感じだ。

　治療は外科的切除であり、抗真菌薬を併用することもあるという。ブラジルは感染症的にもなかなかホットな国で、次回のオリンピック（原稿執筆時）もそういう意味でも目が離せない。

注1　Taborda PR, Taborda VA et al：Lacazia loboi gen. nov., comb. nov., the etiologic agent of lobomycosis：J Clin Microbiol 37：2031-2033, 1999

注2　Cheuret M, Miossec C et al：A 43-year-old Brazilian man with a chronic ulcerated lesion：Clin Infect Dis 59：314-315, 2014

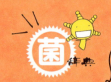

Colony. 5-2

病気を起こさないタイプも

エボラウイルス
Ebola virus

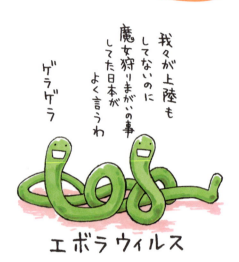

ゲラゲラ

我々が上陸もしてないのに魔女狩りまがいの事してた日本がよく言うわ

エボラウイルス

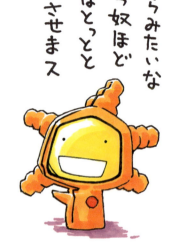

こいつらみたいな目立っ奴ほど人間はとっとと鎮圧させます

「出血熱」なのに出血するのは少数派!?

「菌」ではなくてウイルスの話である。石川先生には誠に申し訳ないが、なにしろここのところトピックになるのはウイルスばかりなのだから仕方がない。それに、今回のウイルスは「絵になりやすい」と個人的には思っている。ご寛恕ください。

ウイルス性出血熱（viral hemorrhagic fever；VHF）は発熱、気分不良、筋肉痛、血液凝固異常に代表される症候群であり、多臓器不全、ショック、さらには死に至ることも多い[注]。VHFを起こす原因にはいろいろあり、その一つとしてフィロウイルスがある。フィロウイルスはエンベロープを持つRNAウイルスで、繊維（フィラメント）のような形をしている。フィロフィロしているから

フィロウイルス、と覚えていただいてもそう大きく外れていない（たぶん）。フィロウイルスにはマールブルグウイルスとエボラウイルス（Ebola virus）がある。どちらも重症のVHFの原因である。

エボラウイルスは五つの種からなり、フィリピン由来の*Reston ebolavirus*はヒトには病気を起こさないことが知られている。他はすべてアフリカにしか（自然には）存在しない。

エボラ出血熱は旧ザイール（現・コンゴ民主共和国）と旧スーダン南部（現・南スーダン共和国）で1976年に発見された。それぞれZEBOV（*Zaire ebolavirus*）とSEBOV（*Sudan ebolavirus*）が原因であった。その後散発的に中央アフリカ各国で小流行を繰り返してきたが、2014年3月頃から西アフリカ初の流行が起き（最初の患者は前年に発生したことが後に判明）、これが制圧困難なほどの大流行となった。対策に赴いた先進国の専門家たちも現地で感染した。スペインとアメリカの病院で院内感染が起き、結果としてアフリカ以外へのウイルス伝播が生じたのである。

エボラウイルスのレザボア（自然宿主）は不明だが、コウモリがその媒介に一役買っていることは分かっている。潜伏期間は最大21日で、その間にヒト-ヒト感染を起こすことはないと考えられる。発症すると発熱、筋肉痛、全身倦怠感という、いかにもウイルス感染症のようなぱっとしない症状を示し、意外なことに出血するのは少数派である。まあ、僕は一度ついた「出血熱」という呼称をコロコロ変えるのは好まないので、別に「エボラ出血熱」のままでもよいと思うけど。

日本持ち込みリスクは低いが苦手なタイプの感染症

遠く離れたアフリカの感染症なので「今のままなら」日本に持ち込まれる可能性はほとんどない。しかし、日本政府がエボラにコミットすると決めた以上、多くの専門家が現地に派遣され、その数が増えるほど国内持ち込みリスクも相応して増すだろう。リスクは小さいがゼロではない。アフリカ以外の（日本により近い）国で小流行を起こした場合も、日本持ち込みのリスクは増していく。

死亡率は90％ともいわれたが、先進国できっちり治療すれば20％台まで落とすことは可能である。種々の抗ウイルス薬が開発されているが、大事なのは徹底した集中治療・全身管理である。微生物と箱だけに集中してきた日本の医療者が最も苦手とするタイプの感染症である。冷静に適切に対峙することは可能だろうか。可能かなあ。

注　Geisbert TW et al. In: Bennett JE et al (ed)：Mandell, Douglas, and Bennett's Principles and Practice of Infectious Diseases, 8th ed. 2014

Colony. 5-3

ブタはもちろん
様々な脊椎動物に定着

豚丹毒菌
Erysipelothrix rhusiopathiae

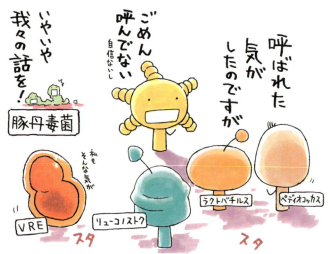

　Erysipelothrix rhusiopathiae は豚丹毒菌である[注]。「ぶたたんどく」だとずっと思っていたが、Wikipedia によると「とんたんどく」だそうだ。知らんかった〜。

これぞ古式ゆかしく
由緒正しい菌

　豚丹毒菌（どうしても「ぶた」と読んでしまう。こっちのほうがすっきりするのに）は、古式ゆかしく由緒正しい菌である。このグラム陽性桿菌を単離したのは1878年のロベルト・コッホであり、ついで1882年にルイ・パスツールによっても単離されている。ブタの丹毒（皮膚感染症）の原因菌と分かったのは1886年で、ヒトにも病気を起こすことが分かったのは1909年のことである。ただの丹毒（erysipelas）に似ているんだけど違うよ、ということで「もどき」の意味を持つ "-oid" を付け、erysipeloid（類丹毒）という名がローゼンバッハによって付けられた。古式ゆかしく由緒正しい菌なのである。

　本菌は世界中で見つかっており、もち

ろん日本にも存在する。家畜のブタからよく検出されるので、名前は納得なのだが、実際には様々な脊椎動物からも見つかっており、ニワトリやヒツジからの感染もあるそうだ（と最近知った）。魚にも定着しているらしい。家畜においては、どうもダニが媒介し、家畜小屋に長く生存する遠因となっているようである。

　ヒト感染については、畜産業者など、ブタその他の肉類を扱う関係者が感染することが多い。上述のように魚にもいるので漁師さんたちにも感染は起きる。イヌやネコに咬まれて感染することもある。ヒト-ヒト感染はないと考えられている。

豚"丹毒"なのに蜂窩織炎ぽい⁉

　臨床的には丹毒だけが単独の問題かと思えばそうではなく（ごめん！）、まれに細菌血症や感染性心内膜炎の原因にもなる。他にも脳膿瘍、眼内炎、肺炎、腹膜炎などいろいろな感染症例が報告されており、要するに「なんでもあり」みたいである。

　丹毒は皮膚の感染、蜂窩織炎は皮膚および皮下組織の感染であるが、豚丹毒は皮下にも炎症を起こすことが多く、丹毒というより蜂窩織炎のほうがその病態をうまく表現していると思う（が、僕はコトバ狩りは嫌いなので、豚丹毒の名称を変えろとは思わない）。ただし、この知識は現実、実際的な意味があり、感染部位の培養を試みる時には深く組織を採る必要があるってことだ。

　治療については基本的にはペニシリンに感受性がある。特徴としてはバンコマイシン耐性であることが多いってことくらいか（バンコマイシン耐性のグラム陽性菌、他に何があるでしょう？）。

　本菌は人間のみならず、動物にも病気を起こす（というかそちらのほうが深刻な問題だ）。なので、家畜に対してワクチン接種が行われている。家畜伝染病予防法における届出伝染病であり、患畜は屠畜場法における屠殺の対象となっている。ちなみに屠殺とか屠畜とかは差別用語とみなされることがあるそうだが、ブタにはあずかり知らぬ話であろう。差別の議論はしばしばどこか上滑りしているのだ。

　それにしても、Wikipediaでちょっとのぞいてみると、家畜伝染病の対象疾患、本当に知らないものばかりです。こちらは全く不勉強なのでして、動物の感染症にみだりに手を出してはいかん、と強く思ったのでした。

注　Gandhi TN et al. In. Bennett JE et al (ed)：Mandell, Douglas, and Bennett's Principles and Practice of Infectious Diseases. 8th ed., 2014

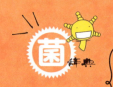

国内のイヌの2〜5％は抗体陽性

ブルセラ・カニス
Brucella canis

Colony. 5-4

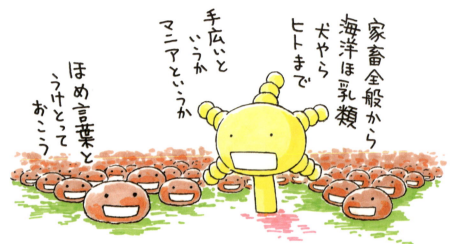

家畜全般から海洋ほ乳類
犬やらヒトまで

手広いというかマニアというか

ほめ言葉としてうけとっておこう

「間欠熱」「波状熱」……へんてこな症状

「ブルセラ」とググるとこちらが意図しないものが出てくるけど、まあそれはよい。ブルセラ症（brucellosis）はブルセラ（*Brucella*）属の細菌が起こす感染症である[注1]。デビッド・ブルースは陸軍外科医で、欧州マルタ島にいた発熱患者の脾臓から細菌を分離した。1887年のことだ。このブルース（Bruce）の名をとって*Brucella*という菌名となった。

ブルセラは典型的な人獣共通感染症で、動物の感染症としても有名だ。マルタ島で発見された菌は地名から*B. melitensis*と命名され、その後、牛の流産の原因菌として同定されたものは*B. abortus*と名付けられた。豚から分離された菌は*B. suis*、羊から分離されたのは*B. ovis*、げっ歯目からは*B. neotomae*が分離されている。そして犬から分離された*B. canis*が本稿のテーマだ。本当はブルセラ属菌は3菌種、*B. melitensis*、*B. abortus*、*B. canis*のみで、あとはbiovar

（生物型）で細分されているのだけれど、臨床では上記のように「異なる菌」のように書かれるのが普通だ（論文によって異説あり）。

ブルセラ属菌は小さなグラム陰性桿菌で、細胞内感染する。長く続く発熱が特徴で、毎日解熱したり発熱したりする「間欠熱」や週の単位で解熱・発熱を繰り返す「波状熱」など診断マニア垂涎のへんてこな症状を繰り返す。臨床症状は多彩だが、特に骨の合併症が多く、仙腸関節炎が特徴だ。謎の仙腸関節炎を見たら、ブルセラ症を疑うのが定石だ。

培養で検出されにくいために診断難易度はさらに増し、血液培養だと通常よりもぐっと長い培養期間が必要だといわれる。技師さんに「ブルセラを疑っているので血培延ばしてください」とお願いできたら、ちょっと通な気分になれる。もっとも、近年の自動検出装置ならブルセラ属菌といえども5日もあれば検出できる、とするデータもある[注2]。

B. canis の感染源は「国内の犬」

ところで、数あるブルセラ属菌の中から、なんで今回B. canisなの？と思われる方もいるだろう。これは、他のブルセラ属菌が海外からの輸入感染症に限定されるのに対して、B. canisのみは国内の犬から感染する事例が報告されているからだ[注3]。ヒトのブルセラ症は（いわゆる）感染症法、家畜のブルセラ症は家畜伝染病予防法によって対策がなされるが、いわゆる「家畜」とされない犬のイヌブルセラ症を対象とする法律はない。国内の犬の2〜5％はブルセラ抗体陽性だという[注3]。

ただし、B. canisは他のブルセラ属菌に比べて感染性も、発症力も弱く、実際に臨床的に問題になることは少ない。日本人でも抗体保有者はわりと多いそうだが、B. canis感染症の報告は感染症法指定以降の1999〜2008年で9例しかない[注3]。自然治癒例、見逃し例も多いのではなかろうか。

診断は上記の培養検査や血清学的に行うことが多いが、エルシニア菌や野兎病菌、コレラ菌やバルトネラ菌との交差反応に要注意である。治療はドキシサイクリンやアミノグリコシド、リファンピシンやST合剤などを併用して行うが、感染症のプロに相談するのがよいと思う。

注1 Cem Gul H et al. In. Bennett JE et al (ed)：Mandell, Douglas, and Bennett's Principles and Practice of Infectious Diseases 8th ed, 2014
注2 Bannatyne RM, Jackson MC, Memish Z：J Clin Microbiol 35：2673-2674, 1997
注3 今岡浩一：ブルセラ症の最近の話題：モダンメディア 55：2009

Colony. 5-5

死亡率 30 〜 40％の呼吸器感染症

マーズ・コロナウイルス
MERS coronavirus

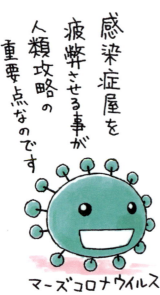

感染症屋を疲弊させる事が人類攻略の重要点なのです

色々なトコからまだまだ怖いのがみつかるねェ

マーズコロナウイルス

　合体ロボみたいなかっこいい名前だが、これは中東呼吸器症候群（middle east respiratory syndrome；MERS）を引き起こすコロナウイルス（coronavirus）のこと。MERS-CoVとこちらもかっこ良く略す。感染症屋の間では大きなトピックなんだけど、マスメディアは短期的で断片的なニュースづくりに追われて、ボラタイルではないけど「今・ここ」にある深刻な問題をすぐに無視してしまう。医療者はそういう腰の軽いのではいけないので、話題になっていようといまいと、「今・ここ」で検討すべきことを検討すべきなのである。なので、あえてここに記す。

中東で流行中の
SARS似の新型感染症

　中東呼吸器症候群は2012年に発見された比較的新しい感染症である。コロナ

ウイルスが原因の呼吸器感染症で、名前からピンとくるように、SARS（severe acute respiratory syndrome；重症急性呼吸器症候群）に似ている。サウジアラビアを中心に中東諸国で流行しており、イギリス、アメリカなど多くの国で輸出例も見られている。

SARS-CoVがハクビシンのような動物由来である（だろう）といわれていたのに対して、MERS-CoVはヒトコブラクダから感染したのではないかと推測されている。ヒトコブラクダは英語でdromedaryで、"drome"というのは「走ること」を意味するギリシア語で、ラクダがレースに使われることからこう名付けられたそうだ。ちなみに、「症候群」を意味するsyndromeは"syn"（一緒に）と"drome"（走ること）で同時発生という意味で、諸症状が同時発生する現象を意味している。ちなみにちなみに、フタコブラクダはBactrian camel。Bactrianというのは現在のアフガニスタン北部にあった古王国だそうだ。こちらは場所が違うこともあってMERSとは関係ない。

エボラよりも怖い!?
ヒト-ヒト感染、高い死亡率

昨年（14年）になり、MERSはサウジアラビアのジッダで増加している。NEJMの論文[1]によると、ジッダで診断された255人のうち、36.5％（93人）がICUに入室となり、255人中、36.5％が死亡している。興味深いことに4分の1は無症状で、ラクダのほうも軽い病気にしかならないそうだ。だからこそベクター（媒介動物）になるわけだが。14年5月をピークに患者数は減少しているが、今（15年原稿執筆時）も症例は見つかり続けており、すでに1000例を超えた[2,3]。MERSはヒト-ヒト感染する呼吸器感染症で、ジッダでも有症者の2割以上は医療従事者だった。しかも死亡率は30〜40％とSARSよりも高い。先進国でも死亡率は高く、ぶっちゃけ、（感染制御がより簡単な）エボラよりも怖いと僕は思う。

最近、MERSは鳥インフルエンザA（H7N9）とともに二類感染症に追加された。中東はいろんな意味で、もはやそんなに遠くない。ぼおっとしていると大変なことになるよ。

注1　Oboho IK, Tomczyk SM et al：N Engl J Med 372：846–854, 2015

注2　WHO. MERS-CoV：Summary of Current Situation, Literature Update and Risk Assessment-as of 5 February 2015（http://www.who.int/csr/disease/coronavirus_infections/mers-5-february-2015.pdf）

注3　ECDC. MERS-CoV：8 March 2015（http://www.ecdc.europa.eu/en/publications/Publications/MERS_update_08-Mar2014.pdf）

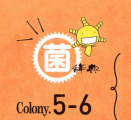

Colony. 5-6

たくさんある連鎖球菌の総称

緑色連鎖球菌
Viridans streptococci

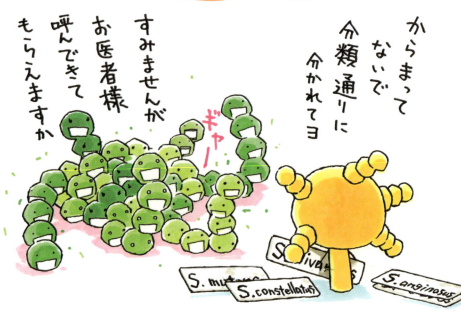

　白色彗星を想起させる本菌（？）の「緑色連鎖球菌」は菌名ではない。たくさんある連鎖球菌の総称だ。血液寒天培地上でα溶血し、緑色に見えるからこう名付けられた。「緑色」を意味するラテン語"viridans"を用いて、viridans streptococci（複数形）と書くが、「菌名ではない」ためイタリックにならない。まあ、このグループは見た目は全部同じだし、性格も五十歩百歩だから、ここでまとめて面倒見るぞ。

ざっくり6グループに分類

　1906年にAndrewesとHorderは「この辺の菌」を*Streptococcus mitis*グループとザックリ命名した[注1]。現在では、これが六つのグループ（*S. mutans*、*S. salivarius*、*S. anginosus*、*S. mitis*、*S.*

sanguinis、S. bovis）に細分されているが、この分類方法もかなりザックリで、きちんとした基準はない。肺炎球菌（S. pneumoniae）はα溶血だし、16S rRNA塩基配列に基づけばmitisグループに属するはずだが、「伝統的に」viridansグループには入れられない[注2]。肺炎と髄膜炎の最大の原因菌は、微生物学的にはmitisグループでも、臨床学的には似ても似つかない菌だからである。

　さて、例えばanginosusグループはS. anginosus、S. constellatus、S. intermediusという3菌種に細分される。しかし、S. constellatusもS. intermediusも歴史的にはS. anginosusと呼ばれていた時代もあったし、一時期はS. milleriと呼ばれていた（このmilleriは定着率が高く、現在でも臨床現場では「昔milleriだったやつ」と呼ばれ続けている）。しかも、anginosusグループはα溶血するだけでなく、β溶血するやつとか、溶血しないやつも混じっている。そもそもα溶血して緑色になるのがviridansのviridansたる所以だったのに、レゾンデートル（存在価値）失っとるやんけ。

　というわけで、感染症のマエストロ、青木眞先生はanginosusグループ（かつてのmilleri）に膿瘍形成しやすい傾向がある以外は「臨床的に際立った特徴はない」[注3]とバッサリである。岩田もこれでよいと思う。

　おっと、1個だけ覚えておくべきはS. bovisのグループだ。これにはS. equinus、S. gallolyticus、S. alactolyticusなどがある。実はもっと細かい菌名に改名されていて、S. gallolyticus subsp. pasteurinusとかS. gallolyticus subsp. gallolyticusとかなっているのだけど、「bovisの仲間」でまとめちゃってよいと岩田は思う（異論もある）。S. bovisによる菌血症は大腸がんなどの悪性疾患と関連があり、これを血液から見つけたら内視鏡などでワークアップ……というわけで、臨床的に覚えておくべき特徴はある。

　Viridans streptococciは基本的にはヒトの口腔内、消化管、泌尿生殖器官などに定着していて病気の原因にはならない。ただし、感染性心内膜炎の原因としては有名で、血液培養からこうした菌が生えた時はゆめゆめおろそかに扱ってはならない。一般的にはペニシリンに感受性があるので治療はシンプルになりがちだが、院内感染で免疫抑制が強いとかなり耐性菌だったりするので要注意。

　本稿を読んで、「納得、すっきり」と思ったあなた。医者にかかるか、感染症屋になったほうがいいですよ。

注1　Doern CD, Burnham CA：J Clin Microbiol 48：3829-3835, 2010
注2　吉田眞一、柳　雄介ほか編：戸田新細菌学 改訂34版、南山堂、2013
注3　青木　眞：レジデントのための感染症診療マニュアル 第3版、医学書院、2015

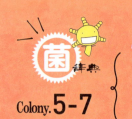

性感染症の代表格

Colony. 5-7

淋菌
Neisseria gonorrhoeae

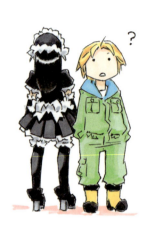

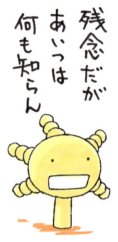

残念だがあいつは何も知らん

ちょっとおともだちにきいてくる

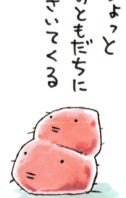

淋菌

　淋病は淋菌（*Neisseria gonorrhoeae*）が原因になる[注1]。基本的には性感染症（sexually transmitted diseases）で、尿道炎や子宮頸管炎などの原因となる。場合によっては直腸炎、咽頭炎の原因にもなる。なぜそうなるか分からないよい子のみなさんはお友だちに聞いてね。

人類史上
最も古い病気!?

　この「淋」という漢字は日常生活ではあまり使わない漢字だ（まあ、淋病自体も日常生活で使うような単語ではないかもしれんが）。手元の漢和辞典によると、「水をそそぐ」「したたる」という意味がある。また転じて「寂しい」といった意味もあるそうで、「淋しい」と書く。こういう使い方、あるんかいな？とネットで調べたら、Winkのヒット曲は「淋しい熱帯魚」であった。日本人はWinkを知っている世代とそうでない世代に二分できる。うそ。

淋病は彼女がいなくて淋しくて風俗に行ってもらってしまう病気……のことではなく、尿道炎でペニスからしたたり落ちる膿汁のイメージから付けられた呼称のようである[要出典]。「大辞林 第三版」(三省堂)によると、「痲病」というやまいだれを用いた書き方もあるので、こっちから転じた可能性もあるかなあ。

淋病は人類史上知られているうちで最も古い病気の一つである。なんでも古代中国の書物や『旧約聖書』(レビ記)などにもその記載があるそうな。AD130年頃にGalenがgonorrheaと命名した。"gono"は"gene"と同じ語源を持ち、「種」を意味する。"-rrhea"は「流れる」の意味で、今でもrhinorrhea(鼻漏)といった使い方をする。「種が流れる」の意味で洋の東西を問わず、淋病は「流れる」病気なのだ。「ゆく河の流れは絶えずして、しかももとの水にあらず」[注2]の動的平衡状態なのである。

耐性菌との延々たる戦い

原因菌である淋菌はNeisserが1879年に記載し、1882年にLeistikowとLöfflerが純粋培養に成功した。グラム陰性双球菌である。グラム陰性球菌で臨床的に関係ある菌は片手で数えるほどしかないから、ぜひ覚えましょう(ほかも言えますか?)。

1930年代にDomagkがスルホンアミドを開発、Flemingらの努力でペニシリンが発見され、40年代に実用化した。淋病はこれらの抗菌薬によって容易に治療され、克服されたと思われた。が、それも束の間、ペニシリン耐性淋菌が出現、(いつものように)菌と人間の「耐性菌→新規抗菌薬→さらなる耐性菌」の少年ジャンプ的延々たる戦いに突入する。

ところで、医学の世界で「非倫理的な研究」として有名なのは、梅毒患者の自然経過を治療なしで観察したタスキギー試験(Tuskegee study)だ[注3]。しかし、同じアメリカの研究者たちにより、グアテマラで同様の非倫理的な研究が行われていたことはあまり知られていない。精神疾患を持つ者や受刑者、売春婦、兵士を対象とし、意図的に淋菌など性感染症の病原体を接種するという実験を行っていたのだ。人間というのは本当にいとも簡単にえげつないことを思いつくわけで、こういうスキャンダラスな行為は、現在も医学界のあちこちで行われ続けている。

本当の戦いはこれからだ。

注1 Marrazzo JM et al. In. Bennett JE et al (ed): Mandell, Douglas, and Bennett's Principles and Practice of Infectious Diseases. 8th ed., 2014
注2 鴨長明『方丈記』から
注3 Frieden TR, Collins FS: JAMA 304: 2063-2064, 2010

菌辞典 Colony. 5-8

感染症界の「ジキルとハイド」

髄膜炎菌
Neisseria meningitidis

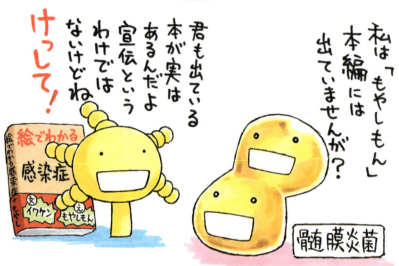

　髄膜炎菌*Neisseria meningitidis*[注]は前稿の淋菌のお友達である。グラム染色をするとほとんど同じに見える。もっとも前者は髄液、後者は膿尿の染色だが。淋菌が性感染症（STD）の原因なのに対し、こちらは「名は体を表す」で、髄膜炎の原因だ。

　髄膜炎菌感染症が最初に報告されたのは1805年のジュネーブだ。点状出血を伴う発熱、中枢神経症状、高い死亡率ということで注目された。1887年にこれが培養・同定され、*Diplococcus intracellularis meningitidis* と名付けられた。淋菌同様、「好中球の中で」たくさんの菌が見えるのが特徴のグラム陰性双球菌だから、こういう名前になったのだ。

　感染症界の「ジキルとハイド」とも呼ばれている。ヒトにしか感染せず、鼻とか咽頭に定着しているだけで普段は病気を起こさないが、集団生活でアウトブレイクを起こす。第1次世界大戦中も多く

の兵士がこの菌の感染症に苦しんだという。

全世界人口の3～25％は髄膜炎菌キャリアだといわれている。人は2種類に分けられる。髄膜炎菌キャリアとノンキャリアだ。なんつって。

ところが、これが髄膜炎などの重症感染症を起こすと容赦なく、その致死率はとても高い（途上国で20％、先進国でも10％）。生存者も長きにわたる神経障害を起こす、実に恐ろしい病気である。

髄膜炎菌は血清学的に分類されるが、ヒトに病気を起こすのは主にそのうち六つ。A、B、C、W-135、X、Yである。なぜこんな覚えにくいの？と思ったあなた、僕も同感です。

日本でもワクチン承認へ

アフリカ中央部を横切る地域では特に髄膜炎菌感染症が多く、これを「髄膜炎ベルト」という。また、よく問題になるのは中東のメッカ巡礼だ。ハッジ（大巡礼）期間は世界中のイスラム教徒がメッカに集まり、宿泊施設もテントなのだそうで、その密集状態が原因で髄膜炎菌感染アウトブレイクを起こしている。なので、巡礼者には髄膜炎菌ワクチンが必要とされている。

日本では髄膜炎菌ワクチンが長らく推奨されなかったが、ようやく2014年になって承認された。これは血清型A、C、YおよびW-135に効果がある4価ワクチンである。残念ながら日本で一番多い髄膜炎菌は血清型Bだが、近年この血清型Bに対する髄膜炎菌ワクチンが開発され、14年にはアメリカでも承認されるに至った。

日本はワクチン後進国といわれて久しいが、アメリカが先頭を（常に）走っているとは限らない。実は血清型Bに対するワクチン開発は欧米で難渋していたのだが、すでに20世紀にこの開発に成功していた国がある。それがキューバだ。知る人ぞ知る、キューバは医療先進国で、隣のアメリカとほぼ同等あるいはそれ以上の健康アウトカムを出している、それもずっと安上がりに。アメリカと国交正常化したらキューバの医療はどうなっちゃうんだろ。余計なお世話ながら。

ちなみにちなみに、スケジュール通りいかなかった予防接種を後になって接種することを我々の業界用語で「キャッチアップ」という。これが定期接種に反映されていないため、日本の定期予防接種は実に運用が困難だ（代表例は、肺炎球菌ワクチン）。こういう制度上の問題もやはりキャッチアップが必要なのだ、というマジなんだかシャレなんだか分からないオチで今回はおしまい。

注　Stephens DS et al. In. Bennett JE et al (ed)：Mandell, Douglas, and Bennett's Principles and Practice of Infectious Diseases. 8th ed., 2014

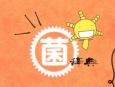

Colony. 5-9

動物との接触歴がポイント

ヘリコバクター・シナイディ
Helicobacter cinaedi

あっ、ワタクシ犬ネコ鶏ハムスター豚なんかにも住んでるんでお医者にも人獣共通感染症（ズーノシス）の原因菌のひとつかもとか言われてますがまだ全容は秘密っス

ヘリコバクター属といえばピロリ菌が有名ですが全然別物と思ってもらっていいっス

お前みたいな奴じき改名させられっから覚えようか悩むわぁ

Helicobacter cinaedi

　*Helicobacter cinaedi*は、日本では「シナジー」と発音されることが多い。でも、これはあまりに日本的で、国際的には違う呼び方をしていると思う。ところが、後述のようにこの菌は海外ではほとんど注目されず、現在、日本以外の国では学会で議論されることもない。よって、どのように発音するのかはっきりしない。マイナーな菌なので「Microbiology Pronunciation Pro」という発音アプリにも載っていない。たぶん、遠い記憶の中で誰かが「シナイディ」と読んでいたような気がする。「ナ」にアクセントがあったような。ネットで探すと元のラテン語では「チナイディ」っぽく発音するみたい[注1]。

国内の検査領域で注目 免疫抑制なくても感染

　*H. cinaedi*は、もともとはエイズなど

免疫抑制のある患者の軟部組織感染症、およびそれに伴う菌血症の原因として知られるようになった、らせん菌である。"cinaedi"というラテン語は同性愛者を意味する。往時のエイズが同性愛者の病気であると考えられたことから名付けられたようなのだ。もともと動物の腸管に生息する菌のため、猫や犬、ハムスターなどの動物との接触歴が重要になる。

日本では2003年以降、H. cinaediが血液培養で検出されるようになり、特に検査領域で注目されるようになった。試しにH. cinaediをPubMedで検索してみたら、117の論文がヒットした（15年7月2日、なでしこジャパンがイングランドに劇的な勝利を収めた後、深呼吸してからやりました）。そのうち本菌を主題にした論文は62あり、その半数以上の36論文が日本からのものだった。特に今世紀以降はほとんどが日本発の論文である。もともと本菌がCampylobacter cinaediと呼ばれていたことを差し引いても、日本偏向性の強さは著しい。日本ではH. cinaediは特に同性愛者とは関係なく、がん患者や透析患者によく見られるようだ。ただし、免疫抑制がなくてもH. cinaedi感染症は起こりえるし、新生児の垂直感染なども認められる。

血培で見つかるらせん菌はC. fetus か H. cinaedi

日本の血液培養ボトルは、バクテック™（日本BD社）とバクテアラート3D（シスメックス・ビオメリュー社）の2種類がメインだが、H. cinaediはほとんどバクテックの好気ボトルからだけ生えるのも特徴だ。シスメックス社は神戸市随一の企業だから大きな声では言えませんが……。岩田が神戸マラソンに何度応募しても落選するのは、こんなこと書いているからか？

いずれにしても、バクテックであっても培養では生えにくく、また時間もかかる。PCRなどで確定診断することもある。血液培養でらせん菌が見つかったら、H. cinaedi と Campylobacter fetus を まず想定するのがお約束だ。H. cinaediのほうが長い菌である[注2]。

治療には様々な抗菌薬が用いられるが、ペニシリン系やキノロン系の耐性や治療失敗例が日本では散見される。テトラサイクリン系で治療することも多い[注3]。

注1　https://www.howtopronounce.com/latin/cinaedi/
注2　大楠清文：いま知りたい臨床微生物検査実践ガイド—珍しい細菌の同定・遺伝子検査・質量分析、「Medical Technology」別冊：医歯薬出版、2013
注3　Yoshizaki A, Takegawa H et al：J Clin Microbiol. Jun 24；JCM. 00787-15, 2015

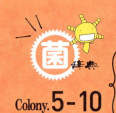

急性咽頭炎の重要な原因菌

フソバクテリウム・ネクロフォーラム
Fusobacterium necrophorum

Colony. 5-10

ま、灯台下暗しといったトコかな

コソコソしといてえらそうに

F.ネクロフォーラム

A群溶連菌

実はコモンで予後も悪くない感染症!?

　Fusobacterium necrophorum は *Bacteroides* などと同じく偏性嫌気性のグラム陰性桿菌だ[注1]。動物の感染症の原因であると知られていたが、ヒトでも劇症型の敗血症の報告が1900年にあり、それから（ヒトの）医学界で知られるようになった。

　本菌が感染症屋の間で有名になったのは、36年のレミエール（Lemierre）による嫌気性菌の敗血症報告からである[注2]。この中で特に咽頭炎や扁桃周囲膿瘍から始まり、内頸静脈の血栓性静脈炎を合併する重症度の高い感染症の原因が *F. necrophorum* だったのである。これを現在では「Lemierre症候群」と呼ぶ。

　Lemierre症候群そのものは非常にまれな感染症で、感染症屋でもそんなに毎

日お目にかかるようなものではない。多くの内科医は一生お目にかかることすらないだろう。

ところが最近になって、このこわ〜い*F. necrophorum*がなんとコモンで予後も悪くない急性咽頭炎の重要な原因菌であることが判明した。*F. necrophorum*感染症は全然珍しくない、よくある現象だったのだ。

これを解明したのは、あの細菌性急性咽頭炎のCentor基準をつくったCentorさんだ。どうでもいいけど、Centorの「-or」はoであり、eではない。真ん中（center）ではないけど王道（o）のCentorさんなのだ。

なんでこんな簡単な事実に気付かなかったのか。偏性嫌気性菌は通常の咽頭培養では捕まえられないのが一つ。*F. necrophorum*は口腔内の常在菌だから、菌の存在と疾患への寄与の関連性がつかみにくかったのがもう一つだ。Centorさんは嫌気培養を加味した形で、無症状の学生の*F. necrophorum*のキャリア率（9.4％）よりも咽頭炎を起こしている学生の*F. necrophorum*の陽性率（20.5％）のほうがずっと高かったことから[注3]、これまで見逃された事実を看破した。

Centorさんの論文はもう一つ重要な事実を教えてくれる。無症状でもA群溶連菌（group A streptococcus；GAS、古典的な細菌性急性咽頭炎の原因）は、くっついていることがある（1.1％）という事実だ。

つまり、次のようなマトリックス（行列）ができるのだ。縦（列）には*F. necrophorum*がある、GASがある、両方ない、両方ある。横（行）には*F. necrophorum*による咽頭炎、GASによる咽頭炎、ウイルス性咽頭炎、あるいはその混合、そして病気がない、である。

例えば、のどがちょっと赤い軽い咽頭炎があり、培養でGASが生えると従来は「GASによる軽症の咽頭炎」と判断していた。でも、実は培養で生えなかった*F. necrophorum*が犯人なのかもしれないし、ウイルスなのかもしれない。菌の存在証明イコール診断とはいえないのである。

これは実に深刻な問題なのだけど、これ以上論ずる紙数がない。とにかく深刻なのだ、というところだけご理解いただきたい。

注1　Cohen-Poradosu R et al. In. Bennett JE et al（ed）：Mandell, Douglas, and Bennett's Principles and Practice of Infectious Diseases. 8th ed., 2014
注2　Hagelskjaer Kristensen L, Prag J：Clin Infect Dis 31：524-532, 2000
注3　Centor RM, Atkinson TP et al：Ann Intern Med 162：241-247, 2015

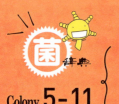

Colony. 5-11

耐性化して院内感染の原因に

エンテロバクター・アエロジェネス
Enterobacter aerogenes

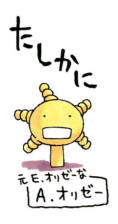

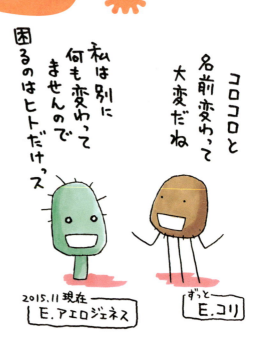

　腸内細菌科とは腸内にいる一定のグラム陰性桿菌の一群のことを指す。学名では*Enterobacteriaceae*と表記するが、いつもスペリングで悩む。

　腸内細菌科は腸内にいる細菌の総称ではなく、その一部の通性嫌気性グラム陰性桿菌のみを指し、かつその一部に本稿で述べるエンテロバクター属（*Enterobacter*）がいる。臨床的には*E. cloacae*が一番有名で、次が本稿の*E. aerogenes*、次いで*E. sakazakii*といったところか。おっと、*E. sakazakii*は2008年*Cronobacter sakazakii*に変わったのでした（112ページ参照）。でも、最新版のMandell[注1]でもまだ*E. sakazakii*って書いてたぞ。ええんか？　ええんやろうなあ。臨床の感染症屋と微生物屋さんには用語にズレがあるんです。それも必

然的に。例えば、微生物学的にはペスト菌は腸内細菌科に属するけど、我々感染症屋はあれを「腸内細菌」とは認識しない。あれ？と思っていたら『戸田新細菌学 改訂34版』[注2]でもE. sakazakiiって書いているぞ。なんのこっちゃ。

志ん生も真っ青の改名歴

とまあ複雑な大人の話は置いといて、E. aerogenesに戻る。もともとAerobacter aerogenesと呼ばれていたのだけれど、1960年にEnterobacterに変えようぜ、って話になって改名[注3]。しかし、71年にもこれをKlebsiella mobilisに改名しようぜって提案があった。確かに、クレブシエラ属と共通しているところも多い。ところが、その後の全ゲノム解析により、2013年にはK. aeromobilisという菌名に変えたほうがええんちゃう？という意見も出た。もうひっちゃかめっちゃかで、五代目古今亭志ん生も真っ青である。ちなみに志ん生は「志ん生」になるまで16回改名したそうだ[注4]。

E. aerogenesは院内感染の原因として知られており、血流感染、肺炎、尿路感染などなんでもありである。しかも、多剤耐性菌が多い。染色体にはAmpC β-ラクタマーゼを持っており、セファゾリンのような第一世代のセフェムには耐性。これが誘導されて大量生産されると第三世代セフェムにも耐性となる。ESBLという別の耐性を共有していることも多い。

エンテロバクター感染症は患者の状態を見極めよ

仮に培養結果で「第三世代セフェム感受性」と出ていても、治療中に耐性を発現することもあるので、気軽にセフトリアキソンなんかを使っていると痛い目に遭う……こともある。もっとも羹に懲りて膾を吹いて、カルバペネムなんかを使いまくっているとこれはこれで耐性化が問題で、すでにカルバペネム耐性腸内細菌科細菌（CRE）は深刻な問題だ。

よって、エンテロバクター感染症治療の時には患者の状態を見極めねばならない。たとえ全身状態が良く、セフトリアキソンが効いていても油断してはいけない。毎日ビクビクしながら患者を丁寧に見続けることが大事になる。患者を見ずに感染症屋と称してはいけないのは、そのためなのだ。菌だけ見ていてはだめだ。

注1　Donnenberg MS. In: Bennett JE et al (ed)：Mandell, Douglas, and Bennett's Principles and Practice of Infectious Diseases. 8th ed. 2014
注2　吉田眞一ほか編：腸内細菌科の細菌. In. 戸田新細菌学 改訂34版、南山堂、2013
注3　Davin-Regli A, Pagès JM：Front Microbiol 6：392, 2015
注4　改名回数に諸説あり。

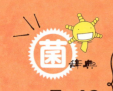

HIV／AIDSで重要

ロードコッカス・エキ
Rhodococcus equi

Colony. 5-12

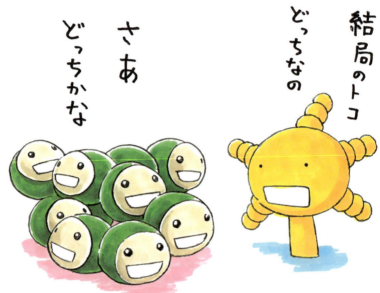

結局のトコどっちなの

さあどっちかな

　ロードコッカス・エキ（*Rhodococcus equi*）は、グラム陽性桿菌である。ここがまず納得いかへん。"coccus"とは球菌のことだからだ。

　もともとこの菌は*Corynebacterium equi*という名前だったのだ。コリネといえばグラム陽性桿菌。ただ、小さくてツブツブしているから球菌にも見えなくはない。なので、こういうのを球桿菌（coccobacillus）という。球桿菌といえばインフルエンザ菌（*Haemophilus influenzae*）もそうですね。でも球桿菌は実際には桿菌だからコリネと呼んでいたわけで、それを改称して"coccus"と名付けるとはどういうこっちゃい、われ。と思わず東映任侠映画みたいになってしまう。

　菌そのものが発見・分離されたのは1923年のことである[注1]。土壌に存在するどこにでもある菌で、馬や牛、ヤギ、

豚など動物からもよく見つかっている。"equi"とは「馬の」を意味するラテン語である。日本の野生動物からも本菌は見つかっている[注2]。

がん治療などの普及でいまやまれでない菌!?

ヒト感染例が最初に報告されたのは1967年。ステロイドで治療していた自己免疫性肝炎患者に発症した空洞性肺炎と皮下膿瘍の症例で、その原因が*R. equi*だったのだ[注1]。

その後も*R. equi*感染は非常にまれでマニアックなままであったが、HIV感染と臓器移植、がん治療の普及によって重要な日和見感染として注目されるようになった。とはいえ、臨床例としてはやはりよくある感染症とはいえない。*Bacillus*や*Micrococcus*といったコンタミネーションの原因菌とよく間違えられる。診療医が本菌を疑い、検査室で「その目」で検査してもらうことが肝心になる。

興味深いことに、*R. equi*は黄色ブドウ球菌やリステリアのような他の菌と一緒に培養すると、シナジー（相乗効果）としての溶血を起こす。それと、微生物学的にはイミペネムと他のβラクタム剤併用で、アンタゴニズム（拮抗）を起こすことが知られている。知られているって誰も知らないでしょうが、こんなマニアックな話。

感染症としては肺炎や膿瘍が有名だが、菌血症をはじめ様々な感染症を起こすそうだ[注1]。免疫不全がない場合も感染例は報告されている。肺の結節や空洞は、要するに「肺結核の鑑別リストに入れとけ」ということだ。治療法に確立されたものはないが、マクロライドなどの抗菌薬を複数用いて最低6カ月という長い治療期間を要する。ノカルジアとかアクチノミセスの仲間にカテゴリーすると分かりやすい。

ところで、マラコプラキア（malacoplakia）という変わった名前の病気がある[注3]。ギリシア語で軟らかい斑状のもの、という意味なのだそうだ。微生物がマクロファージに食べられるが菌はそこで死なず、組織球が集まっていく。組織学的にはMichaelis-Gutmann小体と呼ばれるものが見られる慢性肉芽腫性病変だ[注4]。逆にMichaelis-Gutmann小体を見つければ、マラコプラキアと診断できる。いろいろな細菌がマラコプラキアを起こすが、*R. equi*もマラコプラキアの原因になることが知られている。一度、見てみたい。

注1　Weinstock DM, Brown AE：Clin Infect Dis 34：1379-1385, 2002
注2　Sakai M, Ohno R et al：J Wildl Dis 48：815-817, 2012
注3　Guerrero MF, Ramos JM et al：Clin Infect Dis 28：1334-1336, 1999
注4　Beresford R, Chavada R et al：Clin Infect Dis 61：661-662, 2015

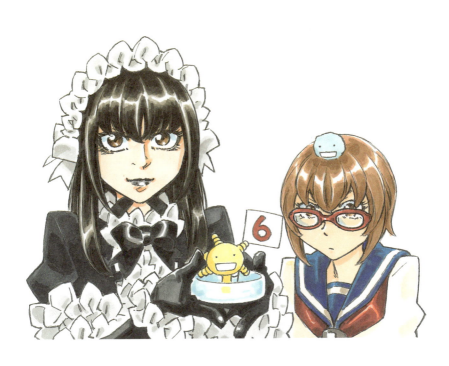

第

培地

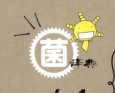

Colony. 6-1

2005年に認識された「隠蔽種」
アスペルギルス・レンチュラス
Aspergillus lentulus

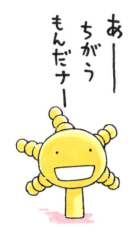

あーちがうもんだナー

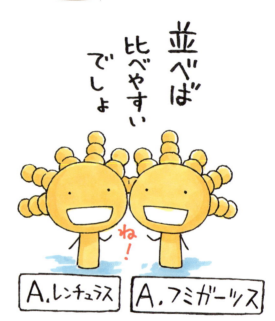

並べば比べやすいでしょ

ね！

A.レンチュラス　A.フミガーツス

　Aspergillus lentulus は「隠蔽種」と呼ばれるアスペルギルスの一種である。隠蔽種ってなんでしゅ？という読者もおいでだろう。

　アスペルギルスといえば「もやしもん」ファンにはオリゼー（*A. oryzae*）と相場が決まっているが、医学畑だと *A. fumigatus* である。形態的には *A. fumigatus* だけれど、よくよく調べてみると違う菌、ということもままある。これらの微細な違いは形態的には区別できないので、こういうのは「*A. fumigatus* group」と総称されていた[注1]。臨床的には区別しなくても、さして問題ないだろうから、ま、そこは細かいこと言わんといてや、という感じだったのだ。

　しかし、近年では菌の同定技術も発達

し、このような形態学的に区別しづらい菌種も同定できるようになってきた。グループ化せずに、きちんと菌名を同定し、これを「隠蔽種」と呼んで区別するようになってきたのだ。英語ではcryptic speciesと呼ぶ。なんと、アスペルギルス症の臨床例の1割程度は隠蔽種によるものだともいわれている。決して無視できるまれな存在とはいえないのだ。

fumigatus みたいなもん…でない!?

A. lentulusは2005年に「新しい菌」として認識された。発育が遅いので菌名の由来は「遅い」という意味のラテン語である。他のアスペルギルス同様、非常に免疫能力の低下した患者で侵襲性感染（invasive infection）を起こすのが特徴だ。

実は、A. lentulusはアムホテリシンBやアゾール系抗真菌薬（イトラコナゾールやボリコナゾール）など、アスペルギルスに対してだったら効くやろ、とされる抗真菌薬に耐性を示すことが多い[注2]。「fumigatusみたいなもんやろ」で片付けるわけにはいかなくなったのだ。薬剤耐性のためか、その感染症の予後は悪いともいわれている。アスペルギルス症は総じて予後が悪いので、あくまで程度の問題ではあるけれど。

日本からもA. lentulus感染症の報告がなされるようになってきた[注3]。これによると、エキノキャンディン系の抗真菌薬でうまく治療できる可能性が示唆されている。エキノキャンディン系がアスペルギルスに効果を示すことはずっと前から知られていたが、その治療効果はボリコナゾールやアムホテリシンBに比べるといま一つ、というのが大概の感染症屋の見解であろう。その優先順位が崩れてしまうのだから、A. lentulusをきちんと同定するのは臨床的にはとても重要なのかもしれない。

A. lentulusはA. fumigatusと形態的には全く同じなので、イラスト上は「同じもの」となる。しかしかつて樹教授が、見た目には区別できないはずの多種多様な大腸菌から腸管出血性大腸菌O157を峻別できたように[注4]、そういうことも「あちらの世界」ではできる……かな。

＊謝辞　本稿は京都大学医学部附属病院感染制御部の高倉俊二先生のご発表にインスパイアされてできました。この場を借りて高倉先生には厚く御礼申し上げます。

＊関西では感染症のプロを目指す後期研修医向けの勉強会（Fleekic）を定期的にやっています。興味のある方ご参加あれ（http://www.med.kobe-u.ac.jp/ke2bai/）。

注1　Balajee SA et al：Eukaryotic Cell 4：625-632, 2005
注2　Alastruey-Izquierdo A et al：Mycopathologia 178：427-433, 2014
注3　Yoshida H et al：J Infect Chemother 21：479-481, 2015
注4　「もやしもん」第1巻

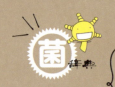

Colony. 6-2

遺伝子タイプにより九つに再分割する

バークホルデリア・セパシア
Burkholderia cepacia

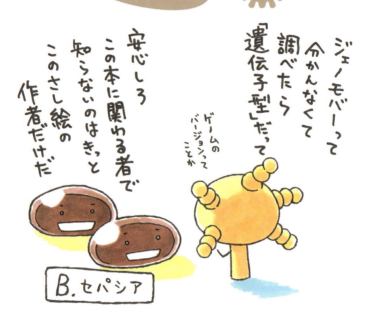

「ジェノモバー」って分かんなくて調べたら「遺伝子型」だって

ゲームのバージョンってことか

安心しろ この本に関わる者で知らないのはきっとこのさし絵の作者だけだ

B. セパシア

　俗に「セパシア」、と呼ばれる *Burkholderia cepacia* は好気性グラム陰性桿菌だ。ブドウ糖非発酵菌なので、緑膿菌とか *Stenotrophomonas* spp.、*Acinetobacter* spp. なんかのお友達で[注1]、腸内細菌科とは違うってことだ。要するに少数派に属するマイナーな菌ってことである。

　しかし、マイナーなのはあくまで分類上のことで、水気のある環境中にあまねく存在し、全然珍しい菌ではない。アメリカでヒスパニックの人口は相当数にのぼる（Wikipediaによると人口の16.3％、約5000万人もいる！）がいまだに「マイノリティー」と呼ばれているのに似ている。

消毒薬に強い耐性
院内感染の原因菌にも

　B. cepacia は病院にもいて、院内感染

の原因菌として問題となる。

　実際には B. cepacia は単独の存在でなく、遺伝子のタイプによって九つに再分割され、B. cepacia 複合体（complex）とも呼ばれている。ジェノモバー（genomovar）ⅠはB. cepacia と同じ名前だが、ジェノモバーⅡはB. multivorans、ジェノモバーⅢはB. cenocepacia という具合である。だんだん嫌になってきましたか？　こうしたジェノモバーは院内感染アウトブレイクなんかの疫学調査には有用だけど、ぶっちゃけ、個々の症例に対峙する時にはさほど重大ではない。まあ、ジェノモバーによって呼吸器感染症が重症化しやすいみたいなトレンドはあるみたいだけど。

　B. cepacia にはいくつかの特徴があり、感染症治療を難しくしている。例えば細胞内寄生しやすいことや、バイオフィルムを形成しやすいことである。よって抗菌薬が届きにくく効きにくい。ポビドンヨードのような消毒薬中でも生存しやすく、グルコン酸クロルヘキシジン内でもわずかに生存できることもある（5％ヒビテン®液など）。

　海外では嚢胞性線維症患者の気道に定着しやすい[注2]。免疫不全を起こす慢性肉芽腫症患者では血球貪食性リンパ組織球症（HLH）を起こしやすい。薬剤耐性菌も多い。治療としてはミノサイクリン、メロペネム、セフタジジムなどが使えることが多い。

　Mandell[注3] では、（特に多剤耐性菌で）厳しい患者隔離とアウトブレイク予防の重要性が強調されているが、日本語サイトでは「隔離の必要はない」と記載されているものもある[注1]。しかし隔離は「病棟での伝播が患者に悪影響を与える場合」になされるべきで、決してマニュアルに載っている菌だけを対象とするものではない。マニュアルは使いこなすもので、使われるものではない。日本のマニュアル至上主義ってどうにかならないものか。行政の査察もマニュアルの完備や会議の開催ではなく、もう少し本質的なところで医療機関の感染対策を評価してほしい……と、真面目な話ばかりしているとアレなので、どうでもよい話を。B. cepacia はもともと玉ねぎを腐らせる病原体として1950年に発見された[注4]。"cepa" とはラテン語で「玉ねぎ」の意味なのだ。

注1　ヨシダ製薬　Y's Square　http://www.yoshida-pharm.com/2012/text04_02_02/
　　 閲覧日2015年12月3日
注2　Holmes A et al : J Infect Dis 179 : 1197-1205, 1999
注3　Safdar A. In. Bennett JE et al（ed）: Mandell, Douglas, and Bennett's Principles and Practice of Infectious Diseases. 8th ed., 2014
注4　Parke JL : The Plant Health Instructor 2000 http://www.apsnet.org/publications/apsnetfeatures/Pages/Burkholderiacepacia.aspx

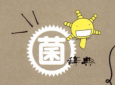

いろいろな飲食物から検出できる
酵母様真菌

ロドトルラ・ムチラギノーザ
Rhodotorula mucilaginosa

Colony. 6-3

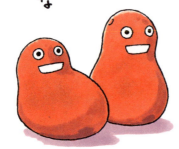

名脇役シリーズと言い直す事だな

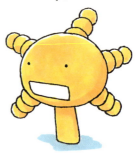

まーた地味シリーズに入ったか

R.ムチラギノーザ

　Rhodotorula mucilaginosa である。最近、老眼が入ってきているのでこういう菌は困ります。まず細かいアルファベットが認識できません。*Rhodotorula* 属は、海水とか湖水を含む環境で見つかるありふれた真菌と思われていた。なかでも *R. mucilaginosa* は「食べ物、飲み物」系の酵母様真菌で、いろいろな食べ物、飲み物から検出できる[注1]。アップルサイダー、フルーツジュース、サクランボ、チーズ、ソーセージ、タコやイカのような軟体動物、エビやカニのような甲殻類からも見つかっている。こうなるとエビカニクス[注2]でも歌っちゃお（あるいは踊っちゃお）、という気分になるが、JASRACにカニン、いや、課金されるのも業腹なので、ここではやらない。

　飲食物に微生物が繁殖していても必ず

しも人間に病気を起こすとは限らない。*R. mucilaginosa* の入っている飲食物も（日和見感染を含め）、人間の健康に害を及ぼしたという報告は知らない。胃酸で殺されるか、そのままウンチになって流れていってしまうのが通例だろう。なので、及川[注3]じゃないけどフルーツジュースに消毒スプレーとか振りまかないでくださいね。そっちのほうが絶対に健康には悪いです。同様に、パンにカビが生えていてもそのまんま気にせず食べたって健康に害を及ぼさないことは多い。が、あえてトライしてみることはオススメしません。

ちなみに、カビの生えたところだけちぎっても肉眼では見えない菌糸がぐいぐいパン中に伸びているからカビフリーにはなりません。

ちなみにちなみに、ヤマ○キパンにカビが生えないのは製造工程でカビを入れていない、というシンプルな理由でして毒が入っているなんてネット情報を信じてはいけません。「感染経路を遮断すれば感染は起きない」は、パスツール以来の真理です。

中心静脈ライン普及から人間に病気を起こす菌に

Rhodotorula 属はまず、培地がピンクがかった赤色なのが特徴的だ。あと、（カンジダのような）仮性菌糸をつくらない酵母様真菌なのも特徴だ。

Rhodotorula 属は、かつては人間には病気を起こさない穏当な微生物だと考えられてきた。しかし、微生物の業界では楽観で始まる見解はたいてい悲観的に終わるとされている。*R. mucilaginosa* も人間に病気を起こすことが「後になって」判明した。

1985年まで本菌は医学系の論文にはほとんど登場しないものだった（ただし、60年からポツリポツリと報告はされていた）。しかし、ICUの整備や中心静脈ラインの普及により、その後本菌の感染症がどんどん報告されるようになっていく。特に中心静脈ラインの入った血液悪性疾患（白血病など）患者で本菌の菌血症が見られるようになる。眼内炎、髄膜炎、腹膜炎、それから心内膜炎などいろいろな感染症が本菌によって起こされてきた。*Rhodotorula* 属の中でも *R. mucilaginosa* が最も報告例が多く、最近ではエイズ患者や慢性腎不全、肝硬変患者でも症例報告がある。

治療はわりとシンプルでアムホテリシンBやフルコナゾールといった「普通の薬」で治療できる。とにかく中心静脈ラインはできるだけ使わないのが大切である。

注1　Wirth F et al：Interdiscip Perspect Infect Dis：e465717，2012
注2　2人組ユニット「ケロポンズ」の歌う、幼児に人気の体操の歌。
注3　漫画「もやしもん」に登場する除菌マニアの及川葉月のこと。

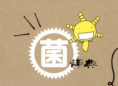

Colony. 6-4

晩夏から秋、性交渉後の女性に……

腐性ブドウ球菌
Staphylococcus saprophyticus

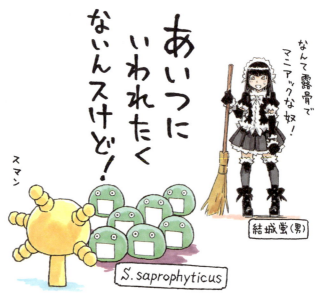

あいつにいわれたくないスけど！

スマン

S. saprophyticus

なんて露骨でマニアックな奴！

結城蛍（男）

　名前からして怪しげな本菌、学名では*Staphylococcus saprophyticus*という。*Staphylococcus* はご存じ「ブドウ球菌」。"staphylo-"はギリシャ語由来で「ブドウの房」の意味、"coccus"が「球菌」で"sapro-"はギリシャ語由来の「腐った」という意味なので、和名だとこんな感じの名前になる。若い女性と関連が強い菌なので、なんとなく「腐女子」とか連想しそうだ。ときに僕は腐女子っていまだに意味が分かんない。

尿路感染を起こす唯一のブドウ球菌

　ブドウ球菌は尿路感染を起こさない、というのが感染症における原則だ。もちろん、臨床現場に「絶対」はないが、そういうレアな事象はオタッキーな感染症屋以外はスルーしてよいくらいのレアさ加減なので、原則、尿培養からブドウ球

菌が生えたら無視すればよい。特にコアグラーゼ陰性菌は定着（colonization）菌か汚染（contamination）菌のどちらかと解釈するのが「常識」である。

しかし、同じコアグラーゼ陰性ブドウ球菌でも、例外的、かつ積極的に尿路感染を起こす唯一のブドウ球菌が本菌である[注1]。S. saprophyticus は腸管に常在する菌で、これが肛門から会陰部を通って尿道に入ると尿路感染を発症しうる。ノボビオシン耐性で、ウレアーゼを産生するのが特徴だ。そのウレアーゼが原因となり、繰り返す細菌尿のために尿路結石の原因にもなる[注2]。

特に若くて性的活動の多い女性の膀胱炎の原因となりやすく、その頻度は最大の原因菌、大腸菌に次ぐ……とか文献上は書いてあるけれど、実際にはこの菌が若い女性の膀胱炎で見つかることは案外、経験しない。海外では女性の尿検体の2〜4割くらいが本菌であった、という報告もあるけれども、日本では少ないのか、泌尿器科外来や婦人科外来で選択的に見られているのか。サーベイランスデータによると、本菌は女性の急性単純性膀胱炎の原因菌の約5％を占めているそうだ[注3]。もっとも、最近の研究では中間尿から見つかるグラム陽性菌は腸球菌やB群溶連菌のほうが多いのだが、これにはトリックがある。カテーテル挿入後に採取した尿で、実際の膀胱内の細菌を見るとこうした菌は検出されにくいのだ。中間尿では見つかるが、膀胱内にはいない……。つまり、実際には尿路感染の原因ではない、汚染菌（など）の可能性が強いのだ。一方、S. saprophyticus は中間尿とカテーテル尿の検出ギャップが見られない。相対的には少数派の菌だけど、臨床的にはやっぱリアルじゃん、というわけ[注4]。

S. saprophyticus は男性の尿路感染の原因にもなりうるそうで、実際に男性から検出された事例を経験したことがある。が、これはとてもまれだと思う。このような症例を見たら、カテーテル留置患者でなければ膀胱や尿管の解剖学的異常を疑ったほうがよい。

不思議なことに、本菌は晩夏から秋にかけて検出されることが多く、特に性交渉後の女性に本菌の膀胱炎が起きやすい。なんか夏休みの甘酸っぱい思い出、的な菌なのだ（違うか）。ちなみに牛とか豚の直腸からも検出されるため、畜産業、食肉業者でも本菌感染症は発生しやすいらしい。

治療のファーストチョイスはアモキシシリンである。

注1　Raz R et al：Clin Infect Dis 40：896-898, 2005
注2　Fowler JE Jr：Ann Intern Med. Spring 102：342-343, 1985
注3　Hayami H et al：J Infect Chemother 19：393-403, 2013
注4　Hooton TM et al：N Engl J Med 369：1883-1891, 2013

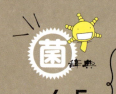

Colony. 6-5

かつては徹底的な
迫害・隔離の対象に

らい菌
Mycobacterium leprae

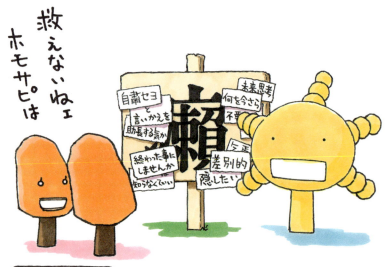

　らい菌（*Mycobacterium leprae*）は結核菌と同じ抗酸菌であり[注1]、ハンセン病（昔は「らい病」と呼ばれた）の原因菌である。

　結核（正確には肺結核）は空気感染し、患者をどんどん増やしてしまうために隔離という対策が必要になる。しかし、医学史上、結核に隔離政策がとられるようになったのは比較的最近の話だ。結核が感染性の高い疾患であることは昔から知られていたが、なぜ結核は隔離の対象にならなかったか。……理由は、患者の見た目、である。結核患者の見た目は悪くない。むしろ、良いことが多い。ボッティチェリの「ビーナスの誕生」（貝の上に裸の美女が乗っている、あれね）のモデルは結核患者であったという。結核になれば消耗のために体重が減る。貧血のために皮膚が透き通るように白くなり、頬は熱のために赤みを帯び、眼周囲は脂肪

を失って瞳は大きく見え、その瞳は（疲れのために）憂いを帯びてウルウルしている。美女である。

医学的な見地に立つならば、宮崎駿の映画「風立ちぬ」でツッコムべきは、喫煙シーンの多さでなくて、結核患者のヒロインと主人公が接吻している場面であろう。戦前の日本人の平均寿命は50歳未満であり、喫煙がもたらす健康被害は相対的に今よりずっと低い。もっとも、僕はこの映画を見て「感染管理の観点から接吻はいかん」などと医者目線で言うつもりはないが、小説の『風立ちぬ』やトーマス・マンの『魔の山』が象徴するように、結核患者には"滅びの美学"なイメージがつきまとう[注2]。

極めて弱い感染力でも迫害・隔離の歴史

対照的に、徹底的に迫害・隔離の対象となったのが本菌、M. leprae 感染症患者である。M. leprae は弱く、人体外では生存できず、人体内ですら1％程度しか生き延びない。現代でも人工培養はできない。そんな弱い菌は感染力も極めて弱く、現在でも感染経路が正確には明らかではないが、皮膚と皮膚の接触でもほとんど感染しないといわれている。ハンセン病には軽症のTT型と重症のLL型があるが、いずれも皮膚と神経に感染し、特にLL型では皮膚の浸潤のために顔面の変形が起きる（獅子様顔貌）。感染力とは関係なく、ハンセン病患者が隔離対象となったきっかけのひとつは、科学ではなく美醜で物事を判断した人間の愚かさのためであり、公衆衛生上の必要、といういかにも説得力のありそうな言い訳で（日本の「らい予防法」はそういう名目で施行された悪法であった）人間を平気で迫害した人間の（心の）醜さのためであった。

「科学や技術万能主義だと、ヒューマニティーのない、だめな医療になってしまう」……とは陳腐なクリシェである。そうかもしれない。しかし、科学や技術を無視したむき出しの人間中心主義は、ヒューマニティーの対極にある、最悪なタイプの「だめな医療」である。歴史がそれを証明している。

現在も世界のハンセン病患者数は数十万〜数百万人と推定され、日本でも毎年数人新規患者が発見されている。こうした患者の隔離は不要だし、宿泊拒否だの乗車拒否だのは論外だ。感染者と差別は古くて新しい問題だ。これを払拭するための最大の武器は、科学を真なる意味で理解すること、人間の感性（美醜の感覚）に過度の信頼を置かないことにある。

注1 Gelber RH：Leprosy. In Harrison's Principles of internal Medicine, 19th ed., 2015
注2 福田眞人：結核という文化—病の比較文化史：中公新書、2001

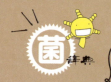

SPACEの一員(その2)
シトロバクター・フロインディ
Citrobacter freundii

Colony. 6-6

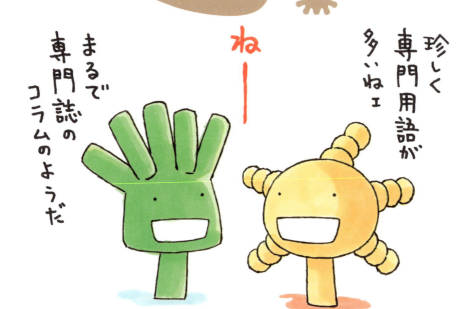

まるで専門誌のコラムのようだ

ねー

珍しく専門用語が多いねェ

　前に新生児の髄膜炎なんかで問題な*Citrobacter koseri*をやったけど、かなりマイナーな菌だ（56ページ）。今回はもちっとメジャーな*C. freundii*である。ま、シトロバクターといえば一般的にこれだ。発見されたのは1932年とわりと古い。とはいえ、臨床現場では比較的マイナーで感染症の原因としてもさしたる注目を集めてこなかった。歴史的には、肺炎球菌や大腸菌や髄膜炎菌や淋菌や黄色ブドウ球菌などの「強毒菌」のプレゼンスのほうがずっと高かったのだ。

　シトロバクターのような菌が注目を集めるようになったのは、世界の患者が感染症に弱くなったためだ。超高齢化や生存できなかったであろう低出生体重児、ICUでの重症患者など、かつては死亡していたこれらの患者の生存を医療の進歩が可能にし、「感染症に弱い」患者の総数を増やした。化学療法や免疫抑制剤、

いわゆる生物学的製剤の使用も免疫抑制者の増加に寄与し、各種カテーテルなどのデバイスも感染症の門戸を増やした。エイズのような新しい免疫抑制性疾患の影響もある。

β-ラクタム剤の曝露を受け逆ギレするいじめられっ子に！？

俗に"SPACE"と称される菌がある。*Serratia*、*Pseudomonas*、*Acinetobacter*、*Citrobacter*、*Enterobacter*のことである。医療関連感染の原因となりやすいグラム陰性桿菌を覚えやすくしたアクロニムだ[注1]。SPACEは薬剤耐性菌が多いことも特徴だ。特にシトロバクターで問題になるのはAmpCと呼ばれるβ-ラクタマーゼの過剰産生である。これはアンピシリンや第一〜三世代のセフェムを分解するのが特徴だ。セファマイシン（セフメタゾールなど）を分解するのが特徴で、臨床現場ではそこでESBL（extended spectrum β-lactamase）と区別する。

40年にペニシリンを分解する酵素が見つかり、それが後のAmpC β-ラクタマーゼだったという歴史的なウンチクがある。60年代にampAとampBという遺伝子が見つかり、ampAのうち耐性の程度が「低い」ものをampCと名付けた。その後ampAとBは歴史の中に埋もれて消えてしまった。

*C. freundii*はAmpCを普段少量しかつくっていない。が、β-ラクタム剤の曝露を受けると誘導され、大量にAmpCをつくるようになる（ことがある）。いじめられて逆ギレするいじめられっ子みたいだ。

抗菌薬によってAmpC産生の誘導の仕方は異なる。例えば、ペニシリン、アンピシリン、セファゾリンなどはAmpCをよく誘導する。セファマイシンやカルバペネムも誘導しやすい。セフォタキシム、セフトリアキソン、セフタジジム、セフェピム、アズトレオナムなどはあまり誘導しない[注2]。セフェピムは過剰産生したAmpC産生菌でも臨床効果が期待できる。

さて、腎盂腎炎の患者がいて、セフトリアキソンで治療したとしよう。*C. freundii*が原因菌と分かり、現時点ではセフトリアキソンに感受性がある。患者も臨床的に良くなっている。今後の抗菌薬をどうすべきか。

これは、案外難問で、プロでも本気で考え出すと悩ましい問題だ。よかったら、挑戦してみてください。答えは『抗菌薬の考え方、使い方』の新版で披露する予定です……3年後くらいに……たぶん。

注1　矢野晴美：絶対わかる抗菌薬はじめの一歩：羊土社、2010
注2　岩田健太郎、宮入烈：抗菌薬の考え方、使い方Ver.3：中外医学社、2012

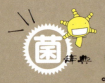

Colony. 6-7

妊娠中に母子感染する

ジカウイルス
Zika virus

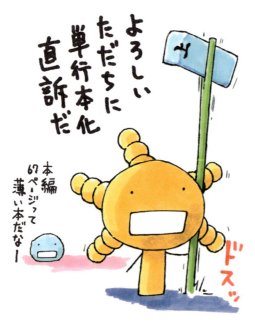

　寿司屋で怖いのは、時価の寿司。ウイルスで怖いのは、ジカウイルス（Zika virus）[注]。

　最近、急に注目されているジカウイルスだが、発見されたのは案外昔の話で1947年のことだ。蚊を媒介して感染するフラビウイルスで、デングウイルスやチクングニアウイルス（あるいは黄熱ウイルス）と同じである。

　ジカウイルスはアフリカ諸国、南アジア、東南アジアなど幅広い地域で見つかっていた。ヒトに病気を起こすと分かったのは54年だが、デング熱やチクングニア熱に比べると軽症で、その注目度は極めて低く、好事家の感染症マニアの間だけで知られた存在だった。

　ところが、2007年にミクロネシア連邦のヤップ島でジカ熱のアウトブレイク

が起きる。人口約7000人しかいないこの地域で約5000人もの感染者が出たのだから驚きだ。その後もやはり太平洋上にあるフランス領ポリネシアで、13〜14年にアウトブレイクが起きた。15年には中米、南米諸国でもジカ熱が見られるようになる。特にブラジルでは130万人もの感染者が発生したと考えられている。同年9月、ブラジルで小頭症のある新生児の出産が増えていると判明した。16年2月までに約4300例もの小頭症が報告され、これは例年の10倍以上であった。フランス領ポリネシアでも後方視的な検討がなされた。やはりジカ熱のアウトブレイク後、小頭症などの新生児奇形が増加していた。ジカウイルスが小頭症の原因であることは間違いなさそうだ。

グローバル化で感染拡大？
蚊媒介感染症

ジカ熱はネッタイシマカなどのヤブカが媒介する感染症だ。日本にいるヒトスジシマカなどもベクター（媒介者）になりうる。

ジカウイルスは妊娠中に母子感染を起こす。だから胎児奇形の原因となる。ジカウイルスは性感染も起こす。男性から女性、男性から男性への感染が確認されている。発症前からウイルス感染は起きうるし、発症後60日以上たっても精液からウイルスRNAが見つかっている。感染後最長何日間性感染を起こしうるかは、目下のところ不明である。

ジカウイルスの潜伏期間もよく分かっていないが、1週間以内のことが多い。結膜炎、軽めの皮疹、関節痛や関節炎、発熱、筋肉痛、頭痛、浮腫、嘔吐、眼の後ろの痛み（有名だが、4割程度でしか見られない）などがあるが、いずれも軽症で入院を要する重症例はまれである。あと、金属音が聞こえるようになったり、精液に血が混じるといった変わった症状が見られることもある。ギラン・バレー症候群や髄膜脳炎、脊髄炎といった神経合併症がまれに起きる。

現在のところジカ熱に有効な治療薬はない。ワクチンもない。

ジカウイルスが世界のどこに分布しているのかは正確には分かっていない。例えば、過去にカンボジアでの発生例があるが、現在もカンボジアでジカ熱が発生しているかは不明である。なにしろ軽症の「風邪」みたいな病気だからだ。グローバル化でジカウイルスの分布は今後も広がっていくかもしれない。

日本での流行も懸念される。外国帰りの発熱などではPCRなどでの確定診断が必要だろう。男女を問わず妊娠に関する検査やカウンセリングが必要だ。必ず専門家に相談してほしい。

注　Petersen LR et al：N Engl J Med 374：1552-1563, 2016

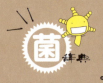

菌辞典 Colony. 6-8

最近話題のNTM

マイコバクテリウム・ヘモフィルム
Mycobacterium haemophilum

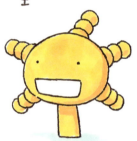

感染症の世界も
何かに便乗して
しゃしゃり出てくる奴
たあんといるねェ

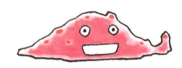

我々としては
ほっといてくれた方が
何かと都合は
いいんだけどネ

　*Mycobacterium haemophilum*は名前が示す通り抗酸菌であり、非結核性抗酸菌（non-tuberculous mycobacteria）の一種である。

　もともと臨床的にはそれほどインパクトの大きな菌ではなかったけれど、エイズや移植患者など免疫抑制者が増加したのに伴い、本菌感染症も自然に増えていった。今後も同じようなパターンで臨床的にお勉強が必要な微生物は増える一方である。これを苦痛と捉えるか、新たな知的欲求を満たす快楽と捉えるかで、感染症屋に向いているかどうかが分かる。感染症屋は基本、マゾヒスティックな集団なのだ。もっとイジメて〜。

　*M. haemophilum*は土壌など一般環境中にいる菌である。世界中に分布しており[注1]、日本でも見つかってい

る[注2]。僕らも最近、見つけた。

低温でしか培養できない同定の難しい菌

　本菌はイスラエルのソムポリンスキーが1978年に発見した[注3]。ホジキン病患者の慢性潰瘍から単離したのだ。オリジナルな症例報告はヘブライ語で書かれていて、僕には全く読めない。後になって、80年にドーソンとジェニスという人たちが76年の腎移植患者の皮膚病変から見つかった抗酸菌が本菌であることを明らかにした[注1]。培養が難しくて同定できていなかったのだ。本菌は皮膚に感染する*M. marinum*や*M. ulcerans*同様、低い温度で培養しなければならないのだ（30〜32℃）[注1]。結核菌の培養温度が37℃くらいなのを考えると、ずいぶん低めだ。

　そうか、皮膚の感染菌なら培養温度が低いのかって思ったあなた。では150ページでやった、らい菌（*M. leprae*）のin vitroの培養温度は何度でしょう？これはひっかけ問題。*M. leprae*は培地で培養ができない稀有な菌なのでした。昔はアルマジロでのみ増殖可能といわれていたが、近年はヌードマウスの足底で増殖できるそうです（やはり温度は低くて31℃とか）。

　このように、免疫抑制患者の皮膚、骨、肺などいろいろな部位に感染症を起こし、それも慢性的な経過をたどるのが本菌の特徴だ。ゆっくり型の感染症で皮膚潰瘍がある場合、梅毒トレポネーマ、真菌、リーシュマニアなどの原虫に併せて抗酸菌を考えるのが定石である。まれではあるが、免疫抑制のない小児のリンパ節炎の原因になることもある。

抗菌薬は複数組み合わせ長期使用で耐性防ぐ

　治療は、免疫抑制状態をひっくり返せるのなら（エイズ治療のように）、それだけで良くなってしまうこともあるそうだ。リファンピシンのような古典的な抗結核薬、ミノサイクリンやエリスロマイシン、シプロフロキサシン、クラリスロマイシンなど非結核性抗酸菌チックな治療薬も効果があるといわれている。クロファジミンというかなりマニアックな薬も使用可能だそうだ。イソニアジドやエタンブトール、ピラジナミドのような抗結核薬は耐性になることが多い。抗酸菌治療のほとんどがそうであるように、複数の抗菌薬を組み合わせて長期的に使用するのが耐性獲得を防ぐ方法だ。まれに外科的切除を要することもある。

注1　Saubolle MA et al：Clin Microbiol Rev 9：435-447, 1996
注2　Takeo N et al：J Dermatol 39：968-969, 2012
注3　Elsayed S et al：BMC Infect Dis 6：70, 2006

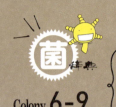

Colony. 6-9

複数の菌の総称。
菌糸を伸ばすタイプ

放線菌
Actinomycetes

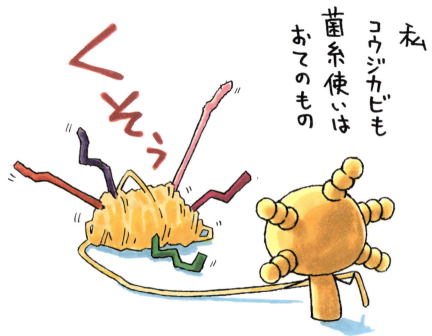

私コウジカビも菌糸使いはおてのもの

くそっ

　放線菌（actinomycetes）というのは *Actinomyces israelii*、*A. odontolyticus*、*A. viscosus*、*A. meyeri*、*A. gerencseriae* など複数の菌の総称である。最初は真菌と考えられてきた。「なんとかmyces」というのは真菌を指す呼称だ。あとでこれがグラム陽性の細菌だと分かったけれど後の祭りで、*Actinomyces* の名前は残っている。"actino" はギリシャ語で光線とか放線という意味だ。真菌みたいに菌糸を伸ばすんだね。だから放線菌ってわけ。

さらに増える菌種 そして具だくさんな感染症？

　16S rRNAの遺伝子配列解析のために

菌の細分類や細分化がなされ、『ハリソン内科学 第19版』によると47の菌種と二つの亜種が確認されているそうだ[注1]。今後もさらに菌種が増えるであろうことが予想される（よって、現時点で僕は菌名暗記、あきらめました）。通性嫌気性菌で、空気があっても死なないが、空気がないとよく発育する。例外は*A. meyeri*で、これは偏性嫌気性菌、空気があると死んじゃうよ。

放線菌は放線菌症（actinomycosis）の原因である[注2]。放線菌症は細菌感染としては珍しく、ゆっくり型の発育をしていき、炎症の塊をつくる。原因となる放線菌は口腔内、消化管、泌尿生殖器の常在菌であり、放線菌症が発症した場合も、複数の放線菌が一つの病変から分離されることが多い。のみならず、*Aggregatibacter actinomycetemcomitans*（46ページ）や*Eikenella corrodens*（まだ出てないね）といった他の菌も放線菌症では分離される。なんだか広島風お好み焼きのような具だくさんな感染症なのである。ただし、放線菌以外の検出菌が発症機序に寄与しているかどうかは不明である。

悪性腫瘍……？
実は放線菌症という例も

放線菌症で見られる炎症は硬い。硬いカタマリなのである。中心部は壊死して好中球と硫黄顆粒（sulfur granule）が認められる。ドイツ語ではドルーゼ（Druse）ともいう。これを見つければ放線菌症決定である。場所はいろいろあって、口腔内の衛生状態が悪い場合は、口腔内や顎に腫瘍性の炎症が起きる。肺の中に見つかり、腫瘍や空洞性病変が見つかることもある。肝臓内などの腹部や子宮内に腫瘍をつくることもある。とにかく、体のあちこちにできるのだ。免疫抑制があるとさらに発症しやすい。

通常の細菌感染と異なり、なにしろゆっくり大きくなっていくカタマリのような炎症なのでよく悪性疾患と間違えられている。がんセンターで手術で取りきれなくて、とか、化学療法が全然効かなくて……とかいう話で実は放線菌症だった、なんて事例は多い。最近はPET-CTとかがよく使われているけれど、一般に感染症と非感染症の区別はPET-CTではできない。放線菌症も同様で、FDG-PETでの取り込みがあるがゆえにかえって話がややこしくなることもある。生検をやって病理医と本疾患を疑って検鏡すれば確実に診断できる。治療は長期にわたるペニシリン系の治療で治っちゃうので、診断する価値は高いですよ。

注1　Russo TA：Actinomycosis and Whipple's Disease. In. Harrison's Principles of Internal Medicine. 19th ed, 2015
注2　Wong VK et al：BMJ 343：d6099, 2011

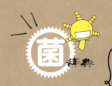

菌辞典 Colony. 6-10

進行が遅い「ゆっくり型」で多彩な症状

トロフェリマ・ウィッペリ
Tropheryma whipplei

マジで1回イワケンに体中の菌をチェックして欲しい

菌が何言ってんだ

違う！あれは作者の本音を言わされているんだ

T. ウィッペリ

　Tropheryma whipplei は桿菌だが、グラム染色では染まらない（グラム陰性）ことと、わずかに染まる場合もあり、グラム染色的な分類が難しい[注1]。前稿（158ページ）の放線菌同様、*Actinomycetaceae*（アクチノマイセス科）に属する。

　T. whipplei はその名の通り、ウィップル病（Whipple's disease）の原因である。ウィキペディアによると、ジョージ・H・ウィップルさんはアメリカの医師、病理学者で悪性貧血の治療の研究でノーベル賞も受賞している。貧血の動物に肝臓を食べさせると貧血が治った、という発見だった。でも、現在ではウィップル病の発見者としてのほうが有名だろう。

　ウィップルが本菌を見つけたのは1907年である[注2]が、命名は意外に遅

くて91年だ。それまで名なしの菌だったのだ。ゲノムシークエンシングが行われた後に*Tropheryma whippelii*と名前が付けられた。2001年にこれに「スペルが違う」というクレームが付き、*Tropheryma whipplei*と直された。発見者はWhippleさんですからねえ。ちなみに、"Tropheryma"とはギリシャ語で"troph"「栄養、食べ物」という意味と"eryma"「防御」という意味である。本菌が持っている遺伝子は不完全であり、宿主の細胞内でないと原則生きていけない（栄養リッチな細胞外なら生き延びることもできるが）。

細菌感染症らしからぬ多彩で「ゆっくり型」

ウィップル病は非常にまれな病気だが、実は見逃しも多いんじゃないだろうか。というのは、症状が多彩すぎるからである。しかも、細菌感染らしからぬ「ゆっくり型」の病気なため、医師は細菌感染症を想定しにくいのだ。

古典的には、ウィップル病はまず十二指腸や空腸での感染から起きる。ゆっくりと下痢や発熱、腹痛、吸収不良を伴う体重減少が見られる。さらにあちこちの関節にも感染を起こし、慢性の関節炎としてリウマチ性疾患と間違えられる。腸間膜や後腹膜にはリンパ節腫脹を認めることが多い。さらに神経所見、肺所見、皮膚所見、眼の所見（ぶどう膜炎）などを認めることもある。神経所見はゆっくり進行する認知症やパーソナリティー障害、睡眠障害といった漠然とした症状が多く、これも細菌感染症を想起しにくい。培養で生えない感染性心内膜炎を起こすことでも有名だ。その他、甲状腺、腎、精巣、精巣上体、胆嚢、骨などほとんどすべての臓器に感染を起こしうる。「ここの臓器だけ」しか診ない医者が多い日本では特に診断は難しかろう。

診断はまず疑うこと。長期にわたる消化管症状と関節症状、不明熱、培養で生えない心内膜炎、原因不明の中枢神経症状など、「あちこちに」症状が見られ、不定愁訴っぽい患者なんだけど、吸収不良のために貧血や電解質異常、アルブミンの低下などもあってなんか不定愁訴で片付けるのはどうかなあ、みたいな時に本疾患を疑う。確定診断は球後部の十二指腸生検で、培養やPCR、PAS染色陽性の封入体を見つけるなどで診断する。診断が難しい分、診断できた時の喜びはひとしおだ。

治療はセフトリアキソンやメロペネムで点滴治療した後、ST合剤やテトラサイクリンなどを長期内服する。

注1 Russo TA：Actinomycosis and Whipple's Disease. In. Harrison's Principles of Internal Medicine. 19th ed.
注2 Whipple GH：Johns Hopkins Hosp Bull 18：382-391, 1907

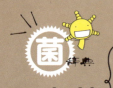

アスペルギルス・オリゼー
Aspergillus oryzae

Colony. 6-11

かもす種麹。
和名は「ニホンコウジカビ」

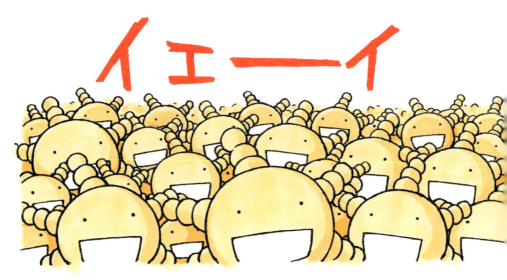

　世の中にはたくさんの微生物がいる。その中でヒトに病気を起こすものは少数派に属するが、*Mycobacterium haemophilum*（156ページ）の時に説明したように、医療の高度化で世界的に免疫抑制ホモ・サピエンスが激増。多くの微生物がヒトに病気を起こすようになっている。要は感染症屋が勉強しなきゃいけない項目が激増しているという悲惨な状況なわけだが、逆にいえば飯の種には困らないという意味でもある。本著もしたがって理論的には未来永劫ずっと続けて医学界の『ゴルゴ13』とか「笑点」とかを目指してもよいわけだが、諸々の事情でそうもいかない。少しマキに入るとする。

日本酒づくりの「種麹菌」
アレルギーで呼吸器疾患も

　というわけで今回は*Aspergillus*

*oryzae*である[注1]。病原性を持つ糸状菌として*Aspergillus*は有名だが、特によく見るのが*A. fumigatus* group（65ページ）だ。これと形態的にそっくりな「隠蔽種」が*A. lentulus*（142ページ）だった。マキに入っているのでどことなく総集編ぽい展開になる。どうしても。

*A. oryzae*は*A. flavus* groupに属する。*A. flavus*が家畜化（domesticated）されたのが*A. oryzae*と考えられている。*A. flavus*は非常に毒性が強く、アフラトキシンを産生することで知られている。急性中毒や肝細胞がんの原因となる極めてタチの悪い毒だ。*A. oryzae*は*A. flavus*とゲノム情報で約99％の相同性があるそっくりさんだが、この毒素産生遺伝子のところがそっくり入れ替わっており、よってアフラトキシンはつくらない。ああよかった。

毒のない*A. oryzae*は「種麹菌」として知られている。和名を「ニホンコウジカビ」という。高峰譲吉が本菌から「タカジアスターゼ」を抽出したのでも有名だ。胃が弱かった夏目漱石もタカジアスターゼを服用していたらしく、『吾輩は猫である』にもこの薬は紹介されている。

*A. oryzae*は日本酒づくりに欠かせない。糖化酵素を産生し、デンプンを糖に変ずる。糖は酵母様真菌である*Saccharomyces cerevisiae*によってアルコールと二酸化炭素に転換される。*S. cerevisiae*を増殖させたものを酒母や酛ともいう。日本酒づくりに大事なのは「一麹（いちこうじ）、二酛（にもと）、三造り（さんつくり）」という言葉もあり、いかに日本酒づくりに*A. oryzae*と*S. cerevisiae*が重要かが分かる。また、*A. oryzae*は蛋白質をアミノ酸に分解する酵素も産生し、こちらは味噌や醤油の製造に用いられている。てなことは『もやしもん』の愛読者の皆様にはすでにご案内でしょう。

毒素をつくらず、家畜化された*A. oryzae*がヒトに病気を起こすことはまれである。が、上述のようにありえない話ではない。例えば、日本では*A. oryzae*によるアレルギー性気管支肺アスペルギルス症の報告がある[注2]。まあ、これは菌に対するアレルギー反応だから、造り酒屋や味噌蔵で曝露があり、アレルギーがあれば起きうる病気だ。菌の病原性とは関係ない。が、他にも壊死性強膜炎や髄膜炎、腹膜透析関連腹膜炎など感染症も起きている[注3]。これからの感染症屋は酒づくりにも詳しくなければならない……わけではもちろんない。

注1　北本勝ひこ：和食とうま味のミステリー：河出書房新社、2016
注2　Akiyama K et al：Chest 91：285-286, 1987
注3　Schwetz I et al：Am J Kidney Dis 49：701-704, 2007

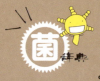

Colony. 6-12

学習し改善するも、同じ過ちを繰り返す

ホモ・サピエンス
Homo sapiens

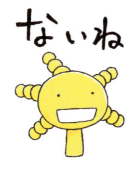

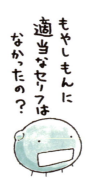

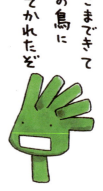

　世の中にはたくさんの生物がいる。その中でも特に人の健康に大きく影響してきたのがホモ・サピエンスだ。ホモ・サピエンスは人類創生の時から人の健康に影響をもたらしてきたと思われる。三国志の時代には（中国で）約410万人の人々が殺されたという。モンゴルのユーラシア大陸征服では約4千万人、そのモンゴル帝国再興を目指したティムールの征服戦争と戦地での大量虐殺で約1700万人が命を落とした。石川雅之先生の漫画『純潔のマリア』の舞台となった英仏間の百年戦争では約350万人が死亡した。新世界が見つかったあとの奴隷貿易では劣悪な環境下での奴隷輸送で約1600万人が死亡。ヨーロッパ人に大きなトラウマを残した第1次世界大戦では約1500万人、第2次世界大戦では約6500万人が命を落とした。大戦中のナチス・ドイツによるユダヤ人たちの大虐殺（ホロコースト）では約600万人が殺された。その後も毛沢東の文化大革命で約4000万人、スターリンの虐殺で少なくとも約2000万人、ベトナム戦争で約420万人、カンボジアではポル・ポト派の虐殺で少なくとも約200万人が命を落とした*。1990年代になってもルワンダで何十万という人が虐殺された。その後も多くのテロリストが

人を殺し、戦争も起きた。

ホモ・サピエンスは やっぱり稀有な生物？

アメリカでは銃の乱射が相次ぎ、毎年3万人超が銃殺されている。日本でも毎年2万人超の自殺が起きており、その自殺の多くは人の社会がもたらした自殺だ。いじめという行為が人の死をもたらすのも、ホモ・サピエンスに特有の病原性であり、他の生物はこのような生物の殺し方をしない。そもそも、ウイルスからクジラのような巨大な哺乳類に至るまで、すべての生物は他の生物を殺すことを自分たちのライフ・サイクルの中に取り入れているが、生物が生物を殺すのは通常は「手段」であり「目的」ではない。ホモ・サピエンスは殺戮そのものを目的化できる稀有な生物である。

第2次世界大戦当時、ナチス・ドイツの多くの医学者はナチスに協力的であり、科学実験という名の虐待と虐殺を行ってきた。同様の人体実験を日本の731部隊も行ってきた。医療・医学もホモ・サピエンスの「病原性」に一役買ってきたのである。

アメリカのInstitute of Medicineが「To Err Is Human」を発表したのが1999年。アメリカでは年間およそ10万人が医療過誤で死亡しているという驚愕の報告であった。これを受けてアメリカは「本気」になり、医療事故（院内感染含む）をなくすことに全力を尽くしている。その結果、アメリカでは中心静脈ライン関連血流感染（CLABSI）が50％、術後の創部感染が17％、*Clostridium difficile*感染が8％、MRSA菌血症が13％も減少した。15年に古巣のニューヨーク市ベス・イスラエル・メディカルセンターを訪問した時は、感染症のフェローが「尿路感染を本当に見ない」と驚いていた。

ホモ・サピエンスはとても強毒性の高い生物だが、過去の記録を参照し学習し改善するという稀有な能力も有している。そのわりに同じようなパターンの間違いを繰り返すのもこの種特有の奇妙な特徴ではあるが。

創作能力もホモ・サピエンスの特異な能力だ。その象徴が本書でも活用されている漫画である。本書を締めくくるに、手塚治虫の傑作『火の鳥』から火の鳥の言葉（未来編）を引用して〆としたい。

> 人間だって同じだ　どんどん文明を進歩させて　結局は自分で自分の首をしめてしまうのに
> 「でも　今度こそ」と火の鳥は思う　「今度こそ信じたい」
> 「今度の人類こそ　きっとどこかで間違いに気がついて……」
> 「生命を正しく使ってくれるようになるだろう」と……

＊Matthew White：Humanity's 100 deadliest achievements
http://www.bookofhorriblethings.com/ax02.html

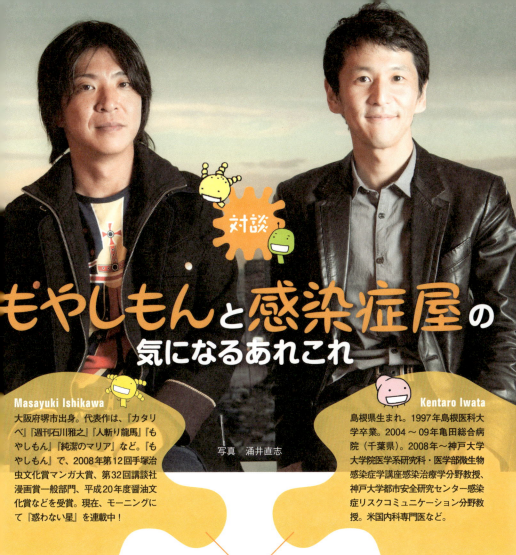

対談

もやしもんと感染症屋の気になるあれこれ

Masayuki Ishikawa
大阪府堺市出身。代表作は、『カタリベ』『週刊石川雅之』『人斬り龍馬』『もやしもん』『純潔のマリア』など。『もやしもん』で、2008年第12回手塚治虫文化賞マンガ大賞、第32回講談社漫画賞一般部門、平成20年度醤油文化賞などを受賞。現在、モーニングにて『惑わない星』を連載中！

Kentaro Iwata
島根県生まれ。1997年島根医科大学卒業。2004～09年亀田総合病院（千葉県）。2008年～神戸大学大学院医学系研究科・医学部微生物感染症学講座感染治療学分野教授、神戸大学都市安全研究センター感染症リスクコミュニケーション分野教授。米国内科専門医など。

写真　涌井直志

石川雅之 × 岩田健太郎
漫画家　　　　　神戸大学医学部附属病院 感染症内科

医療従事者向け月刊誌「メディカル朝日」で人気連載を執筆していた岩田健太郎氏が、"菌も活躍する漫画"『もやしもん』の作者、石川雅之氏とタッグを組んで「もやしもんと感染症屋の気になる菌辞典」をスタートさせたのが2011年1月。その記念すべき連載初回では、「菌」が引き合わせた二人が熱く語り合った。

※この対談は「メディカル朝日」2011年1月号に掲載

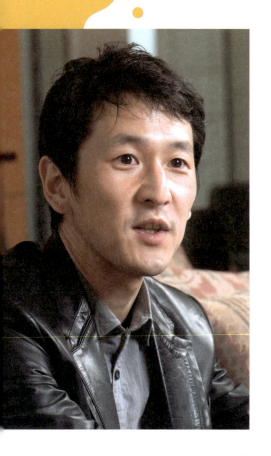

岩田 『もやしもん』*¹を初めて読んだ時に最初に思ったのは、「菌が見えたら僕の仕事もずっと楽になるのに」ということでした。「病気を100％診断できて名医になれるのに」と。この漫画の発想はどこから来ているんですか。

石川 子どもの頃から大阪府立大学の農学部の近くに住んでいて、敷地内でよく遊んでいたんです。現在の僕の担当編集者も東京農業大学の近くに住んでいて。最初は"大学もの"を描こうというイメージしかなかったんですが、話しているうちにお互いに近くに農大があったということが分かって、"農大"がテーマのキャンパス漫画という構想が出てきました。

岩田 農大にはどんなイメージをお持ちでしたか。

石川 東京農大にはお酒をつくる醸造学科（応用生物科学部醸造科学科）があるというので、お酒をメインにした話にしよう、と。最初の段階では菌は全然出てこなかったんです。でも、連載開始日が決まったのに描いても描いてもボツばかりだった時、担当編集者に「ばい菌でも描いておけば」と言われて初めて菌を描いてみて。それが最初です。

それから取材を始めて、まず和歌山の酒蔵に取材に行きました。そこの杜氏さんに「酒づくりの時は菌の声を聞く」ということをお聞きして、「菌の声が聞こえるなら、菌が見える漫画があってもいいのでは」と。そこから話が固まっていきました。

 菌の知識ゼロからのスタート

岩田 僕も一応、感染症屋の端くれなんですが、この作品にはかなり専門的なことが書いてありますよね。僕の場合、人間に病気を起こす菌しか知らなくて、それ以外の菌については全くの素人ですからすごく勉強になります。

対談 もやしもんと感染症屋の気になるあれこれ

石川　第1話を描いた時（2004年）は菌の知識ゼロでした。図書館に行って本を開いて、とんでもない世界に手を出してしまった、と思いました。それからはもう必死です。

岩田　監修者はいないんですか。

石川　いません。自己責任です。

岩田　菌の専門家にお話を聞きに行かれたりはしたんですか。

石川　連載を始めて2〜3年後に東京農大の先生に呼ばれました。その時点で単行本が2巻まで出ていたんですが、「今までの内容で菌についてどうですか」と伺ったら、「大体合ってるよ」と言っていただいて。それが学者の方からの初めてのお墨付きでした。

——世界初の"菌漫画"と言われていますが。

石川　『風の谷のナウシカ』（宮崎駿・作）のほうが先だと思います。粘菌が出てきますので。

岩田　水木しげるが南方熊楠（みなかたくまぐす）を描いた『猫楠—南方熊楠の生涯』にも粘菌が出てきますね。それぐらいですかね。

 微生物への問いの終点は「生き物とは何か」

——醸造・発酵に役立つ菌から病原菌まで、作品に登場するどの菌も可愛いですね。

石川　人間にとっての「良い・悪い」という物差しで、菌の「可愛い・可愛くない」を分けようと思ったことはないんです。だからエボラウイルスでも可愛く描きます。よく、「ウイルスは生き物じゃないのに」などと、ちょっと知識を聞きかじった人に言われるんです。「生き物じゃないかどうかも議論が分かれているところですよ」なんて反論したりはしませんが。

岩田　厳密に「生き物とは何か」というのがそもそもよく分からない。

石川　哲学論みたいになりますね。

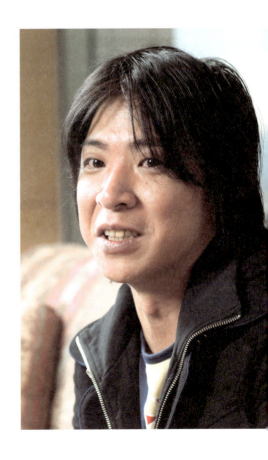

岩田 僕なんかは、診療現場では「ウイルスは抗菌薬が効かないものです」と分かりやすく説明したりします。先日、寄生虫の専門の先生に教えを請いに行ったんですが、ああいった普段診てないものって分からない。感染症の世界は本当に広いので、ばい菌や微生物についてまだまだ知らないことはたくさんあります。

——岩田先生にはお好きな菌や微生物はありますか？

岩田 漫画のキャラクターでは、アスペルギルス・オリゼー*2が好きですね。サッカロマイセス・セレビシエ*3も1カ所だけポコッと出てて、プリッとアルコールが出てくるところが可愛い。

　僕の場合、微生物が好きなわけじゃないんです。よく勘違いされるんですが、感染症医は基本的には患者を診ているわけで微生物がメインではないんです。

　僕の外来には、ネットやテレビで僕を見て、「たぶん何かの感染症に違いないです」とか「先生に頭痛を診てもらいたい」とか言って患者さんが来たりしますが、半分近くの人は感染症と何の関係もない。実習に来る学生たちはいつもびっくりしていますね。

感染症医と漫画家、この仕事を選んだ理由

——ところで、岩田先生はなぜ感染症医になられたんですか？

岩田 それはよく聞かれますが、成り行きです。感染症の世界というのはすごく面白い。感染症ってどこにでもあって、感染症のない地域はないんです。先日、カナダに行ったんですが、当然、アメリカ大陸にはエイズとかいろいろな感染症がある。ケニアにも大阪にも東京にも、田舎に行っても都会にいても、感染症はある。診療所にも大学病院にも、感染症はどこにでもある。だから感染症医としてどこにでも行ける。そのユーティリティがいいなと思ったんです。これが例えば"カテーテルで脳の血管をどうこうする手術の権威"だと、その医療センター内ではトップでいられるけれど、そういうセッティングがないところ、例えばケニアのスラムに行ってしまったら全然仕事ができないわけです。

　中国の診療所で1年間、医者をやっていたことがありますが、アメリカから来ていた医者がそこで毎日「アメリカにはあれがあるのにここにはない」と文句を言っていた。そういう、「このセッティングを外れると全然機能しない」というのは嫌だなと思った。

　だから別に整形外科医でも普通の町医者でもよくて、別に医者じゃなくてもよかったんですが、世界のどこに行ってもある程度通用する仕事として、感染症医を選びました。

石川 僕も漫画家になったのは成り行きですね。岩田先生と考え方としては似て

いるかもしれませんが、「日本で一番になったら世界一になれるものって何だろう」と思ったんです。サッカーも野球も陸上も、外国には勝てない。でも、漫画で日本一をとったら、自動的に世界一かな、と思った。それで、この世界いいなと思ったんです。

岩田 ああ、確かにそれはそうですね。

キャンパスライフの昔と今

岩田 今、大学の教員をしているんですが、先日、内田樹さん（現・神戸女学院大学名誉教授）と『もやしもん』について「この漫画面白いね」と話していたら、内田さんが「これは昔懐かしい、失われたキャンパスライフのお話だ」とおっしゃったんです。

石川 ちょっと古いんですよね。

岩田 僕らが学生の頃の大学はちょうどあんな感じでした。授業に出なくてもテストに受からなくてもなんとかなる、という感じにだらだら過ごしていて。農学部って今もあんな感じなんですか。

石川 そうみたいですね。実際農学部に行くと、本当にのびのびしていて楽しそうなんです。白衣を真っ黒にしてキャッチボールしていたりして。

岩田 いま医学部は全然のんびりしてないです。大学全体がギクシャクしている。僕も08年から大学の教員になって、それまでは普通の病院で働いていたんですが、大学医学部はデューティーがすごく多い。シラバスをこなさなければいけないですから。

石川 履修要綱ですか。

岩田 そうです。僕が大学生の時は、大学で一番面白い先生、魅力的な授業というのは雑談ばっかりでした。先生はいつもブツブツしゃべっていて、学生は半分も聞いてない。今はシラバスがあって、そういう授業はできません。

石川 ちゃんと授業しないといけない。

岩田 そうです。まあ実際には、そんなにシラバス通りには教えてないですけどね。

漫画も感染症対策も
セオリー通りではうまくいかない

岩田 少し医学ものの話になりますが、2010年秋、話題になった耐性菌対策に関して言えば、マニュアル通りにやっているだけの病院は大体うまくいかない。マニュアルにプラスアルファをしなきゃいけない、という時には、長い経験とか知恵とかでモディファイ（修正）をしていく必要があるからです。

漫画の例はよく分からないんですが、こういうコマの次はこういうコマにするとか、描き方にもセオリーがあると思うんです。でも、そんなセオリー通りの漫画が人気が出るわけないと思うんですよ。

石川 みんな同じ漫画になっちゃいます

ね。

岩田 多剤耐性アシネトバクターの騒動の時にも、厚生労働省や日本医療機能評価機構はまず「マニュアルは整備されているか」と問うんです。マニュアルがあれば○で、なければ×。マニュアルはあくまでもABCのAの段階で、そんなものは医学生でも当然頭に入っていて、僕ら現場のプロはそれ以上のことをやらなければならないのに。

石川 マニュアルの話で言うと、僕は最近、子ども向けに絵本をつくっているんですが、「インフルエンザ対策の絵本を描いてほしい」という要望が結構あったんですよ。でも、それはなにか違う気がしたんです。子どもが見る絵本で、予防のために「手を洗いましょう」とは言えても、じゃあインフルエンザに罹った場合にはどうするのか。「頑張れ」ぐらいしか言えない。「インフルエンザにならないようになる絵本をつくってくれ」と言われてもお門違いですし不可能なんですよね。なんでもマニュアルをほしがるのはよくないな、と思います。

新型インフルエンザ発生時 大阪・神戸では……

岩田 09年5月に神戸と大阪で新型インフルエンザが発生した時、大阪府箕面市のある病院で看護師さんが新型インフルエンザになったんです。それでその病院は厚労省に報告したんですが、その時はもうパニックになっていて、「病棟全部閉鎖してください」という答えが返ってきた。

石川 あの時、関西はおかしかったですね。

岩田 でも、箕面の感染症のプロはしっかりしていて、それを突っぱねたんです。病棟を閉鎖する必要なんてないと。閉鎖した場合に患者さんたちはどこに行けばいいのか。机の上だけでものを考えていると、その後のことへの想像力が全然ない。

やはり、自分が正しいと思ったら、役人がどう言おうが、メディアがどうたたこうが、正しいと信じるところをしっかりやるべきだと僕は思います。僕らはプロなんだから。

石川 新型インフルエンザが発生した時、大阪府が早急に学校を休校にしたのは厚労省からの指示によるものだったけれども、政令指定都市の堺市と大阪市だけは中央からの連絡体制が違っていたとかで、休校措置が遅れたらしいです。措置の違いの理由はそれだけだったのかと。

岩田 大阪はいろいろ難しかったみたいです。休校や学級閉鎖も一応意味はあったんです。少なくとも最初の段階ではわりと効果はあったかもしれない。

石川 新型インフルエンザでは死亡者数がずいぶん取り沙汰されましたが、季節性インフルエンザでも多い年には2万人ぐらい亡くなっているんですよね。

岩田 そう、実はインフルエンザは毎年起きることなのです。実際、09年の新型インフルエンザで神戸も大阪もそれほどパニックはなかった。

石川 マスクがやたら売れたことぐらいですかね。

コンプライアンスを守っていたら新しいことはできない

岩田 『もやしもん』では、教授たちが学生たちを温かく後ろから見守っていて邪魔しないですよね。大人が邪魔しないというのは素晴らしいことだと思う。大体教育者って何かをやりたいという時に、すぐだめだと言ってその理由を言い訳するんです。例えば「コンプライアンス」。この言葉、僕は大嫌いなんですが。

石川 僕も嫌いです（笑）。

岩田 コンプライアンスなんて、あれは手段であって目的ではないのに、ほとんどの大学も会社も、たぶん新聞社も、コンプライアンスが目的化しています。コンプライアンスを守ることが何か人生の目的のようになっている。

石川 前例とか大好きですしね。

岩田 前例なんか守っていたら新しいものはできないです。漫画でもそうだし、学問なんかまさにそうです。古いことを踏襲していたら新しいことなんかできない。

石川 僕の漫画の担当編集者は謝罪文とか始末書を書くのを厭わない人だったので、その辺はよかったです。

岩田 担当編集者さんは上司ではないと思いますが、僕の一番理想の上司というのは、以前勤務していた病院にいた人で、「とにかく好きなようにやっていいよ。責任は私がとるから」と言ってくれる人でした。

石川 何かやりたいことを言った時に、面白がってくれる人って貴重ですよね。

今、「出版業界も不景気で」という挨拶からすべてが始まるような感じになっている。「何かやりたい」と言っても、「失敗したら誰が責任をとるのか」から始めるんです。スタートラインで誰もいいイメージを持てない。それじゃ何もできないな、と思ってしまいますよね。

「正しい・正しくない」でなくどちらも選択肢

岩田 『もやしもん』では、「食糧自給率は上げなければいけない」とか「農薬を使ってはいけない」とか、いわゆる定型的な語り口とはちょっと違うところをいつも圧倒的に描いていますよね。

例えば、今回は地ビール編だから、地ビールのいいところをどんどん言おうとか、そういう議論の展開はさせない。僕が一番好きな武藤葵という登場人物は、ビールが好きでぐるぐる色々考えて、「日本の地ビールはダメ」なんて言うところから始まる。美味しい日本の地ビールを飲んでも「反省しました、ごめんなさい」

なんて簡単に言わないで、ついにはオクトーバーフェスト（ドイツ・ミュンヘンで毎年10月頃に開催される、新しいビールの醸造シーズンの幕開けを祝う祭り）を自分たちで立ち上げるところまで経験していく。

石川　僕の漫画の登場人物たちは"自分で調べる人"であってほしいんです。

岩田　「自分で考えろ」と漫画の中でいつもおっしゃっていますね。それは医者にもすごく言いたいです。ほかのみんながそうやっているとか、厚労省がこういう通知を出しているとか言って、自分の頭で考えない人がすごく多いですから。

　僕がもう一ついいなと思ったのは、大手のビール会社を否定して地ビール万歳とするんじゃなくて、どちらもよしとするところです。僕ら医者も大体対立するパターンが多いんです。例えば外科は素晴らしくて内科はだめだとか、その逆とか。医師不足だというのに足を引っ張りあってどうするんだろう、と思う。もっと協力しあってやっていければいいのにと思います。

石川　漫画も結局、出版業界不況じゃなくて、雑誌が多過ぎるんです。ひとつひとつの人気がなくなっているんじゃなくて、買う側のチョイスが広まってる。だから全体に下がっているだけなんでしょうね。

岩田　そうでしょうね。「正しい・正しくない」じゃなくて、どちらも選択肢なんです。「選択肢があるほうがいいことだ」と作品にいつも描かれてますが、僕もそう思います。

——まだまだ話は尽きませんが、続きはまた今度。今日はどうもありがとうございました。

（構成　石川美香子　フリーランスエディター）

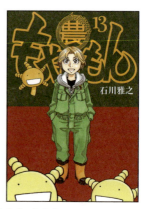

＊1【もやしもん】
菌が見える主人公・沢木惣右衛門直保と仲間達による、農大を舞台にした漫画（講談社イブニングKC全13巻、最終巻のみモーニングKC）

　＊2【アスペルギルス・オリゼー】
味噌づくりや醤油づくりに欠かせない黄麹菌。種麹屋出身の主人公といつも一緒。

　＊3【サッカロマイセス・セレビシエ】
酒づくりに欠かせない酵母。糖からアルコールをつくる。分裂増殖するとおでこにポコッとおできができる。

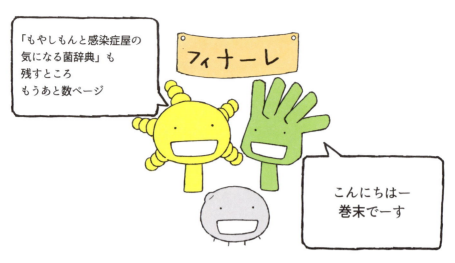
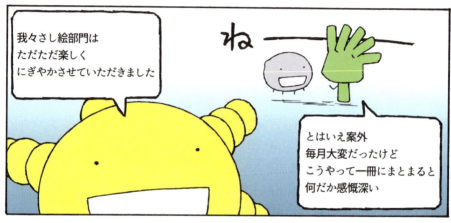
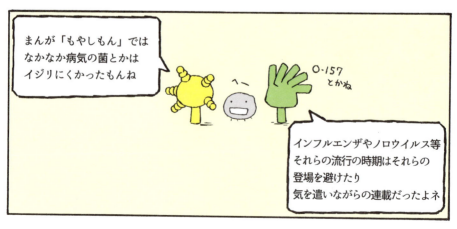

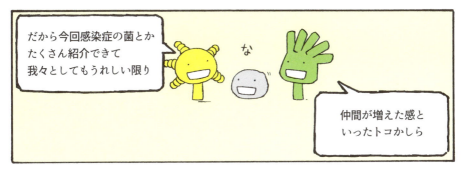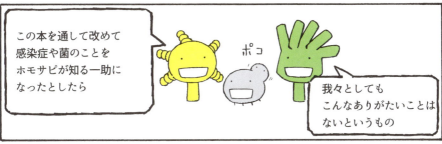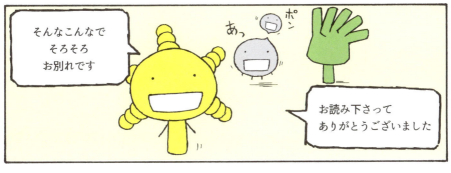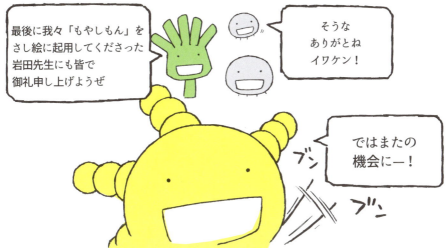

岩田　健太郎 Kentaro Iwata
島根県生まれ。97年島根医科大学卒業。2004〜09年亀田総合病院（千葉県）。08年〜神戸大学大学院医学研究科・医学部微生物感染症学講座感染治療学分野教授、神戸大学都市安全研究センター感染症リスクコミュニケーション分野教授。米国内科専門医など。

石川　雅之 Masayuki Ishikawa
大阪府堺市出身。代表作は、『カタリベ』『週刊石川雅之』『人斬り龍馬』『もやしもん』『純潔のマリア』など。『もやしもん』で、2008年第12回手塚治虫文化賞マンガ大賞、第32回講談社漫画賞一般部門、平成20年度醤油文化賞などを受賞。現在、「モーニング」にて『惑わない星』を連載中！

［イラスト］　　　　　石川雅之
［デザイン・DTP］　　有朋社
［校閲］　　　　　　　山路桂子

もやしもんと感染症屋の気になる菌辞典

2017年3月30日　第1刷発行
2020年9月30日　第5刷発行

著者　　岩田健太郎
発行者　佐々木広人
発行所　朝日新聞出版
　　　　〒104-8011
　　　　東京都中央区築地5-3-2
　　　　電話：03-5541-8554（編集）
　　　　　　　03-5540-7793（販売）
印刷所　大日本印刷株式会社

© 2017 Kentaro Iwata, Masayuki Ishikawa, Published in Japan by Asahi Shimbun Publications Inc.
ISBN978-4-02-331584-6

定価はカバーに表示してあります。本書掲載の文章・写真の無断複製・転載を禁じます。
落丁・乱丁の場合は弊社業務部（電話 03-5540-7800）へご連絡ください。
送料弊社負担にてお取り替えいたします。